manual de mães e pais separados

guia para a educação e a felicidade dos filhos

MARCOS WETTREICH

manual de mães e pais separados

guia para a educação e a felicidade dos filhos

Ediouro

Manual de mães e pais separados

Capa
Raul Fernandes

Foto de capa
Debora Gilbert / Getty Images

Projeto gráfico
Marcia Raed

Revisão
Cristiane Pacanowski
Marcia Glenadel

Produção editorial
Lucas Bandeira de Melo

CIP BRASIL - CATALOGAÇÃO NA FONTE
SINDICATO NACIONAL DOS EDITORES DE LIVROS

W55g

Wettreich, Marcos
Manual de mães e pais separados: guia para a educação e a felicidade dos filhos / Marcos Wettreich; — Rio de Janeiro: Ediouro, 2006.

Inclui bibliografia
ISBN 85-00-02140-3

1. Pais e filhos. 2. Crianças - Formação. 3. Educação de crianças. 4. Filhos de pais separados - Aconselhamento. 5. Pais separados – Relações com a família. I. Título.

06-3528. CDD 306.87
CDU 392.37

Rua Nova Jerusalém, 345 – Bonsucesso
Rio de Janeiro – RJ – CEP 21042-235
Tel.: (21) 3882-8200 – Fax: (21) 3882-8212/8313
www.ediouro.com.br

Este livro é dedicado a três mulheres especiais:
minha mãe, que sempre me deu o maior bem que possui, seu amor;
meu primeiro amor, que me mostrou que eu poderia ser tudo o que quisesse;
e a mãe de meus filhos e minha ex-mulher, de quem espero poder ter para sempre o prazer da proximidade, cumplicidade e incomparável amizade.

sumário

apresentação

O fato de você estar começando a ler este livro agora é um bom sinal. Por mais que você se encontre às voltas com uma experiência tão traumática quanto a separação — ou, por outro lado, se a idéia de separar-se estiver apenas começando a se manifestar em sua mente —, uma preocupação em particular deve estar sendo prioridade em sua mente: seu filho. Apesar de todos os problemas pessoais, sua atenção não poderia mesmo ser outra. Você sabe, provavelmente melhor do que ninguém, a maravilhosa bênção que é ser mãe ou pai. Quando estou com meus dois filhos, ao menos, não penso de outra maneira.

Aos cinco anos, perdi o meu pai e todas as referências que poderiam vir do seu modelo. Enquanto minha mãe se desdobrava em três empregos para sustentar a família, fiquei procurando, de uma forma ou de outra, um novo tutor. Nunca encontrei. Cresci aprendendo o que podia sozinho e, hoje, vejo claramente os prós e contras desse processo.

Tornei-me extremamente racional e talvez por isso tenha alcançado sucesso profissional como homem de negócios. Ao mesmo tempo, entretanto, acabei me tornando exigente demais comigo mesmo. Não bastava ser, por exemplo, um empresário bem-sucedido. Eu também precisei ser, anos mais tarde, o melhor pai do mundo.

Até aí, imagino que nove entre dez pais também busquem o mesmo posto. E, em alguns momentos, reunida a família, acredito que alguns se tornem grandes super-heróis para seus filhos. Mas, quando tremem as estruturas do casamento e a palavra separação entra em casa pela porta da frente, pai e mãe costumam perder grande parte de seus superpoderes. Tirada a fantasia, a realidade é uma só: somos seres falíveis. Erramos e temos medo de que nossos erros destruam a vida dos nossos filhos. Mas o roteiro do nosso filme não precisa ser esse. No *script* sugerido neste manual, como você vai ver adiante, não é nenhum erro querer se separar. E também não é impossível continuar sendo, aqui e ali, um super-homem ou uma mulher-maravilha para seus filhos.

E o que técnicas de negociação têm a ver com o sucesso na criação de filhos de pais separados? Muito. A objetividade frente aos problemas do dia-a-dia e a capacidade de negociá-los podem fazer a grande diferença na reconstrução de um lar (feliz) de pais separados.

Quando mantemos uma relação positiva com o garçom do bar, planejamos uma viagem em conjunto ou mesmo impomos um castigo a um filho, estamos negociando o tempo todo. Quando temos de escolher a escola das crianças, estamos colocando em jogo nossa capacidade de tomar decisões. E aqui entra em cena *Manual de mães e pais separados* existem técnicas e estratégias desse campo de conhecimento que podem ajudar você a lidar com os momentos difíceis de uma separação. O objetivo sempre deve ser o bem-estar dos filhos. E para que ele exista é preciso, antes de mais nada, que *você* esteja inteiro(a), consciente e pronto(a) para tomar decisões que busquem sua própria satisfação — apesar de isso parecer contraditório em um primeiro momento. Sentir-se bem consigo mesmo(a) não é pecado. Muito pelo contrário: cuidar do seu bem-estar pessoal é fundamental para conseguir zelar pela felicidade de seu filho.

Costumo dizer que sou um especialista em aprender. Quando decidi escrever este livro, depois de ouvir de amigos e conhecidos que a minha experiência com separação era um caso raro e especial de sucesso, comecei a me perguntar por que meu relacionamento com minha ex-mulher (que chamo hoje de "mãe dos meus filhos", nome bem mais positivo do que "ex-mulher") é tão saudável e por que também me saio bem com meus filhos gêmeos que, no momento em que escrevo, estão com 4 anos. Entendi que o segundo sucesso estava diretamente relacionado ao primeiro, ou seja, que a minha relação positiva com a mãe de meus filhos era uma das maiores razões para a paz e o entrosamento que eu conseguira no convívio com as crianças. E como alcancei essa relação positiva? Negociando com bom senso. E logo me dei conta de que também estava usando, na minha vida pessoal, estratégias de negociação aprendidas em minha vida profissional, e também nas aulas que tive em Harvard, onde estudei por alguns anos. Por acaso, o fato de ter vencido o medo do desconhecido ao atuar em áreas diversas no mundo dos negócios me ajudou. E não estou dizendo com isso que usei artimanhas de negociação para levar vantagem sobre minha ex-cônjuge. Essa seria uma idéia errada de negociação.

Negociação boa, como vamos ver adiante, é a negociação justa ou, no jargão da área, "ganha-ganha". É aquela em que ambas as partes chegam a um ponto de acordo verdadeiramente confortável, em que os dois lados se beneficiam do resultado da negociação. Quando uma empresa se sente traída por outra por causa de um acordo ou contrato mal-intencionado, por exemplo, a relação entre as duas dificilmente voltará a ser totalmente produtiva. No âmbito pessoal, funciona do mesmo jeito. Se, num momento de crise, eu tivesse prejudicado intencionalmente a mãe dos meus filhos, teria comprado uma espécie de ação na bolsa de valores das discórdias: a qualquer momento ela poderia sacudir o mercado, estressando e prejudicando o futuro dos maiores interessados em toda essa história: nossos filhos.

Duas observações: em primeiro lugar, que fique bem claro, não faço nenhuma apologia à separação. Os filhos querem sempre ver os pais juntos e felizes, e, sem dúvida, esse é o melhor dos mundos para eles – e para o casal, é claro, quando a relação é bem-sucedida. No entanto, há momentos em que a separação aparece como a melhor saída para o casal e, ainda, talvez a única maneira de manter uma relação civilizada entre os pais. No final, o que vale é que, quando o amor acaba, pode, sim, ser melhor para os filhos que os pais se separem.

Mas não incentivo a separação. Apenas creio piamente em que, se um casal conclui que a vida a dois passou a ter mais contras do que prós e todas as tentativas de reverter essa balança mostraram-se inócuas, separar-se pode ser uma boa (ou a melhor) solução. Não sou o único a pensar assim, muito menos o primeiro. Não à toa, este livro é recheado de colaborações importantes de vários especialistas. Assim como se faz no processo de *benchmarking* empresarial, em que empresas comparam seus produtos aos melhores do mercado para poder desenvolvê-los ao máximo, reuni aqui as principais informações sobre o assunto, pinçadas da literatura internacional e devidamente creditadas na bibliografia.

Dois bons livros para pais separados são *Making Divorce Easier on your Child* [*Como tornar o divórcio mais fácil para seu filho*], de Nicholas Long e Rex Forehand, e *What About the Kids?* [*E quanto às crianças?*], de Judith Wallerstein e Sandra Blakeslee. Long e Forehand apresentam, em seu livro, a estimativa de que, nos Estados Unidos, entre 40% e 50% dos casamentos terminaram em separação. Dessas separações, aproximadamente 60% envolvem crianças. Resultado: mais de um milhão de crianças, por ano, passa pela experiência da separação. Como se vê — e a julgar pelo sucesso de livros sobre esse tema na livraria virtual Amazon.com —, os ph.Ds. de lá têm uma experiência razoável no assunto, especialmente por possuírem grande amostragem de casos pesquisados.

No Brasil, uma pesquisa do IBGE indica que, de 1991 a 2002, as separações aumentaram 59,6%. De acordo com a pesquisa, os casamentos costumam durar em média dez anos. Seja por problemas financeiros, vícios do cônjuge ou desgaste da relação, a cada ano que passa mais casais optam pela separação. Na grande maioria das vezes, são elas que dão o primeiro passo: pesquisa de 2003 revela também que 72% dos pedidos de separação são feitos pelas mulheres (e, em 90% dos casos, as crianças ficam com elas).

No meio dessas estatísticas, nem sempre os filhos recebem a atenção e o cuidado necessários em um momento de tantas mudanças, quando o pai vai para um lado e a mãe para o outro. A intenção aqui é que o enfoque prático do manual ajude você a ajudar o seu filho, evitando as freqüentes bolas de neve de problemas que se transformam em verdadeiras avalanches durante as separações.

É claro que, tendo sido escrito por um homem, e ainda por cima talhado para os negócios, a intenção de tornar o processo de separação um ato racional, pacífico e natural pode, a princípio, parecer utópico — sobretudo nos casos em que a separação foi uma decisão unilateral ou uma ou ambas as partes não tenham como característica serem sempre racionais. Mas o objetivo do manual é possibilitar ao casal a visão de caminhos sensatos, em que o final poderá ser mais feliz do que aquele levado pela emoção natural do processo de separação. Para as mulheres, uma vantagem adicional: por trás deste livro está um exemplo de lógica masculina, nem mais ou menos eficiente do que a feminina, mas provavelmente diferente.

Por enquanto, uma dica: preste atenção às **8 chaves da tomada de decisão**. Elas podem ser úteis por toda a vida.

Aceite o conselho: livre-se da culpa. Pais separados — e conscientizados — não deixam de ser bons pais. Use o papel como aliado e faça listas das suas principais providências. Sua vida pode ficar mais organizada e até mais calma.

Além da contribuição, via pesquisa, de vários psicólogos norte-americanos que permeia quase todos os capítulos, o manual também contou com a participação de especialistas brasileiros, como Tânia Almeida, médica, neuropediatra, psicanalista de crianças e adolescentes e fundadora da Mediare, empresa especializada em mediação e resolução de conflitos; Sérgio Arthur Calmon du Pin e

Almeida, um dos advogados mais conceituados do país na área de direito de família; e Isabela Fortes, professora de *hatha yoga* e responsável pelo Nirvana, maior centro de bem-estar do Brasil.

Um benefício extra que este livro pode trazer: muitas vezes o leitor(a) verá impressa uma opinião muito parecida com a sua e pensará: "Meu ex-cônjuge deveria saber o que está escrito aqui!" Pois bem, *use o livro como argumento*. Quando for discutir uma lista de ações conjuntas, sugerir um procedimento em relação às crianças ou qualquer item em que este livro puder servir como um fator de desempate, *use-o*. Mostre ao ex-cônjuge que existe uma literatura que está do seu lado, incluindo as referências internacionais. Se tiver oportunidade, empreste seu livro a ele. Afinal, não estamos tratando aqui de dar vantagem a um lado ou outro: o foco deve estar sempre na felicidade das crianças — o que trará felicidade ao ex-casal. Assim, todo conteúdo capaz de ajudar na harmonização do novo casal de pais separados pode e deve ser usado. Pelo bem de todos.

as etapas e decisões da separação

capítulo 1

Billy Kramer: Quando a mamãe vai voltar?
Ted Kramer: Não sei, Billy. Logo.
Billy Kramer: Logo quando?
Ted Kramer: Logo.
Billy Kramer: Ela vai me buscar na escola?
Ted Kramer: Talvez. Mas se ela não for eu vou.
Billy Kramer: E se você esquecer?
Ted Kramer: Eu não vou esquecer.
Billy Kramer: E se você for atropelado por um caminhão e morrer?
Ted Kramer: Aí a mamãe vai te buscar.

(Do filme *Kramer vs. Kramer*, 1979)

Você já pensou e repensou o seu casamento cem vezes, já tentou conversar com o seu(sua) parceiro(a), mas só conseguiu diálogo com o travesseiro, já sugeriu terapia de casal, mas a resposta foi um nariz torcido. Ou você não fez nada disso, sabe lá no fundo que o seu casamento já era faz tempo, mas a palavra separação ainda lhe dá arrepios. Ou ainda, vocês conversaram, concordaram que a relação não dá mais pé e, civilizadamente, decidiram comunicar a separação à família.

Seja qual for o seu caso, o fundamental é tomar uma decisão consciente, fincar o pé e seguir adiante. Como este manual não vem acompanhado de uma bola de cristal, não posso ajudá-lo a decidir. Afinal de contas, é você o autor e protagonista do seu filme. O que posso fazer, isso sim, é ajudá-lo a dar os primeiros passos depois de tomada a decisão. O que você quer mesmo é a separação? Então siga em frente.

A cena da decisão tomada e agora inevitável costuma vir acompanhada de vários medos: medo da solidão, da vergonha, da responsabilidade, do futuro. Parece que uma grande caixa cai no seu pé, pesada de tantos temores. Comece então a exercitar o que vamos fazer aqui até a última página: separe os seus problemas em caixas menores. Não junte na mesma caixa emoções conflitantes e ansiedades que possuem endereços tão variados quanto os nossos humores.

Como mostram Nicholas Long e Rex Foreland, devemos começar esquecendo alguns mitos sobre a relação separação-crianças:

1 os pais devem sempre ficar juntos em benefício das crianças.

Errado. Uma relação turbulenta, cheia de brigas e violência verbal, por exemplo, é mais prejudicial às crianças do que uma separação.

2 a separação sempre traz conseqüências horríveis e irreversíveis para a vida das crianças.

Não é regra. Como tudo na vida, depende de como a separação é conduzida. Se houver cooperação entre os pais e os acordos forem respeitados, é provável que as crianças passem por uma fase de tristeza, mas não desenvolvam grandes traumas ao longo dos anos.

3 as crianças aceitam melhor a separação numa idade específica.

Não é possível afirmar isso. Ao contrário do que muita gente pensa, por exemplo, esperar pela pré-adolescência dos filhos não é a melhor maneira de anunciar uma separação. Apesar de a capacidade de compreensão do pré-adolescente ser maior, essa é uma fase perigosa. Pré-adolescentes são, por excelência, bombas-relógios. Há vezes em que o jovem pode se sentir negligenciado. É como se a separação ocupasse toda a agenda dos pais. Com isso, eles interpretam o momento como um "sinal verde" para fazer o que quiserem — e sozinhos. São, se comparados com jovens de lares intactos, um grupo mais vulnerável a problemas com drogas e álcool, além de atividade sexual intensa e precoce.

4 minha separação pode ser simples.

Não se ela envolve uma criança. Quando um casal sem filhos se separa, cada um pode seguir o seu caminho sem precisar nem mesmo manter contato. No entanto, quando há uma criança no meio, é inevitável manter para o resto da vida uma relação com o ex-cônjuge. E isso nunca é simples. Mesmo as questões legais, quando uma criança está em jogo, nunca são simples. Aliás, nada em que tenhamos de agir "para sempre" é simples.

5 não há nada que os pais possam fazer para o promover a adaptação das crianças durante e depois da separação.

É para contradizer isso que este manual foi criado. Você vai ver que há, sim, várias ações que podem ser tomadas para ajudar seus filhos nesse momento complicado.

INVISTA NA SEPARAÇÃO

Pode não ser fácil, mas faça um esforço e volte um pouco no tempo. Vasculhe na memória as lembranças daquele início divertido de namoro, quando as horas passavam voando e tudo o que vocês faziam juntos, do cinema ao supermercado rápido, era uma delícia. Depois avance a fita e lembre-se da felicidade do dia do casamento, daquela lua-de-mel inesquecível, do prazer que tiveram na escolha dos móveis da casa e da realização de ver que vocês eram então marido e mulher. E, mais adiante, o frio na barriga que se misturava àquela sensação nova e fascinante de ver nascer o primeiro filho. Antes que a memória das brigas comece a aparecer na sua tela mental, aperte o *pause*. Era bom estar com essa pessoa naquela época, não era?

Pois é. Essa pessoa de quem você está se separando hoje já foi um dia fonte de amor, carinho e companheirismo. Se você não vem de uma família cigana ortodoxa ou de alguma religião que preestabelece os casamentos de seus fiéis, se você é um cidadão adulto e com carteira de identidade, lembre-se: você *escolheu* ficar com essa pessoa um dia. Logo, ela deve ter algumas qualidades. Provavelmente essas qualidades estão ofuscadas agora, mas podem ser resgatadas com alguma disposição.

Lembrar que um dia você já amou seu ex-cônjuge deveria ser óbvio, mas a verdade é que, na maioria das separações, esse pensamento é desmantelado por um vendaval de críticas, acusações e manipulações. No final, esse pequeno grande detalhe é esquecido: sim, você já amou muito essa pessoa. E pode até amá-la ainda, mesmo que de forma diferente e menos intensa do que a de antes.

Essa nova perspectiva abre espaço para que cada um, ex-marido e ex-mulher, *invistam* na separação. Assim como os namorados, no início da relação, investem quase todo o seu tempo em conquistar e seduzir o outro, fazendo surpresas e arquitetando viagens inesquecíveis. Investir na separação significa reservar tempo, energia e sobretudo boa vontade para a maratona de atividades que os pais separados passarão a cumprir. Quer dizer também estar realmente disposto a fazer da separação inevitável a melhor possível. É como investir num bem capaz de conferir lucros por toda a vida. Porque ainda resta este lembrete: a sua relação com o ex-cônjuge é até que a morte os separe. Nesse novo estágio de relacionamento do casal, é possível conquistar o maior de todos os bens, que não tem preço ou prazo de validade: a felicidade, o caráter e o amor de seu filho por vocês.

O CASAL PARENTAL

Quando um casamento acaba, os papéis de marido e mulher são abandonados. No lugar deles, entra a figura do chamado casal parental. Nele atuam apenas pai e mãe, desvinculados de qualquer relação romântica e sexual. Parece muito lógico, mas o fato é que grande parte das brigas entre ex-maridos e ex-mulheres acontece justamente por causa da mistura de papéis. É comum levar o ressentimento da separação para a questão da guarda e visitação das crianças, por exemplo.

Portanto, o primeiro alerta: quem se separa é marido e mulher, e não pai e filho. Não raro, as mães que obtêm a guarda — e elas ainda são maioria — tendem a dificultar a convivência entre os filhos e o ex-marido por pura mágoa. Essa é uma das confusões sentimentais que mais causam danos às crianças. (O mesmo vale para os pais que conseguem a guarda.)

É fundamental que os filhos não percam contato com um dos pais. A criança tem pai e mãe e precisa dos dois para se desenvolver plenamente. Cortar os vínculos só serve para aumentar o desgaste entre os pais e comprometer a auto-estima da criança. Quando um casal consegue restringir as suas divergências a ele próprio, a contribuição para os filhos é imensa.

Pode estar passando pela sua cabeça que falar é muito fácil, e é mesmo. É claro que, na hora H, as coisas não são tão simples assim. Afinal de contas estou sugerindo, aqui, que você faça algo que parece mesmo impossível. Quero que você crie com o seu ex-cônjuge um ambiente com um mínimo de conflitos e ao mesmo tempo dê conta da complicada logística que é a vida de uma criança. Proponho que você se torne companheiro de alguém com quem você teve uma relação romântica falida e, ainda, que você fale com essa pessoa regularmente. Como se não bastasse, peço que você tome decisões e consulte uma pessoa que, você pode ter descoberto, não necessariamente possui valores éticos e morais iguais aos seus.

Não é fácil, tampouco algo que se possa construir da noite para o dia. Para dar certo, no entanto, é fundamental que vocês voltem a formar um time, mesmo que isso signifique manter um relacionamento com uma pessoa cuja companhia já não o agrada mais, ao menos não tanto quanto antes ou não tanto quanto necessário para um casal dar certo. Pelo bem maior da educação de seu filho, o esforço vale. E muito.

Como as palavras sempre convidam a construir um contexto, comece a trocar a palavra "pensão" por "manutenção financeira" e esqueça, de uma vez por todas, o termo "visitação". Uma visita só entra na casa de alguém se for convidada, e não é assim que as coisas funcionam com os filhos. E o mais importante, mais uma vez e sempre: marido e mulher se separam — pai e mãe nunca.

Em resumo, a idéia é transformar em aliado o seu novo "inimigo em potencial". Não é moleza, mas é exatamente o que deve ser feito em benefício dos filhos. Se você é um pai responsável ou uma mãe zelosa, tenho certeza de que vai respirar fundo e passar para a próxima página. Nesse caso, bom trabalho e boa sorte!

EM QUE FASE DA SEPARAÇÃO VOCÊ ESTÁ?

Já tomou a decisão, mas ainda não teve coragem de anunciá-la? Já procurou um advogado? Saiu de casa? E as crianças, já sabem? É claro que cada caso é um caso, e cada história tem uma moral diferente. Mas há certas etapas básicas da separação pelas quais você, inevitavelmente, terá de passar. Algumas envolvem questões emocionais e outras pedem um espírito prático.

Na fase da separação, é difícil se dar ao luxo de reservar um tempo para o luto, a tristeza e a inércia. Há muitas providências a tomar e é provável que você tenha de levar mágoas e ressentimentos no bolso ao sair de casa para se reunir com o advogado. Com alguma disciplina (ou mesmo sorte), você poderá ter uma agenda cheia a cumprir na reestruturação da sua vida. Estar ocupado fará com que você pare de prestar atenção na sua própria angústia e se concentre na busca de soluções para as complicações da separação, visando essencialmente ao bem de seus filhos. Assim, sugiro aqui seis passos principais no processo de separação, adaptadas de *How to End Your Marriage* [*Como terminar um casamento*], de Reena Sommer e Michael Daniel:

OS 6 PASSOS PRINCIPAIS DE UM PROCESSO DE SEPARAÇÃO

1º passo: questionar o casamento

Pôr a cabeça no lugar e decidir finalmente que é hora de se separar não é tarefa tranqüila. O primeiro passo se constitui justamente em um questionamento da situação conjugal. Em muitos casos, o problema não está em enxergar no cônjuge o resumo da escória da humanidade, mas precisamente o oposto. A maioria das pessoas define o companheiro como uma pessoa agradável, mas não mais desejável como cônjuge, o que torna mais complicada a decisão de abandonar o casamento.

2º passo: deixar para trás relações tóxicas

Quando a felicidade de um compromete a felicidade do outro, o relacionamento se torna tóxico. Isso se dá até por meio de abuso psicológico, que é muito mais sutil e, por isso, pode ser mais nocivo do que o abuso físico. Não tolerar esse tipo de violência que não deixa marcas aparentes é uma medida imediata.

3º passo: estabelecer prioridades

É fundamental ter prioridades. É importante ter certeza de que a separação é a única solução possível para o problema. Pagar contas, cuidar dos filhos, atender o chefe, gerenciar a casa e outras tarefas do cotidiano serão acompanhadas pelo desgaste natural do processo de uma separação.

4º passo: acalmar as emoções

Procurar terapia, conversar com amigos de confiança, com profissionais ligados à área de separações e principalmente libertar-se do estupor da separação em si são decisões fundamentais para manter o equilíbrio emocional. Nesse momento, é preciso decidir em quem confiar. É importante não ignorar a dor e procurar alguém com quem conversar. O mais aconselhável é ir a um bom terapeuta, que irá ajudar a resgatar o equilíbrio do solteiro ou da solteira que acabam de nascer. (Atenção: evite desabafar com advogados. Eles tratam das finanças e dos aspectos legais da separação, e não dos problemas íntimos e pessoais de seus clientes.)

5º passo: tomar boas decisões

Não é aconselhável tomar decisões quando se está desequilibrado e antes de ouvir a voz da sua consciência. Tenha em mente as 8 chaves da tomada de decisão descritas no próximo capítulo e conduza da maneira mais aplicada possível o seu processo decisório. Você sabe exatamente qual é o seu problema e quais são os seus objetivos? Já pensou no maior número possível de alternativas? Pensou nas conseqüências, nas perdas e nas incertezas da sua decisão? Feito esse exercício, você provavelmente estará pronto para tomar uma boa decisão.

6º passo: criar seu próprio plano de ação

Por que você, no final das contas, parece ser a pessoa que cede às pressões do parceiro? Como em qualquer hábito, a inércia pode lhe parecer mais fácil, mais cômoda e menos dolorosa e cansativa. Mudanças invariavelmente assinalam choques de alguma natureza. Quase sempre, jogar a toalha é mais simples do que voltar ao ringue. Fuja dessa cilada e comece a arquitetar seu próprio plano de ação.

ALGUMAS REFLEXÕES PARA VOCÊ USAR NA SUA DECISÃO

Se você vê o(a) companheiro(a) como uma pessoa agradável, porém não mais desejável como cônjuge, as dicas a seguir podem ajudar você a dar esse primeiro passo:

NÃO É ERRADO QUERER SER FELIZ

QUANDO A CULPA ENTRA EM CENA – E ELA GERALMENTE ENTRA –, SURGEM ALGUMAS PERGUNTAS: *É PERMITIDO QUERER MAIS? EU POSSO QUERER TANTO TER MAIS PRAZER NA MINHA VIDA?* A CULPA NÃO É SÓ AQUELE FANTASMA QUE ACOMPANHA O POSSÍVEL SOFRIMENTO DAS CRIANÇAS COMO RESULTANTE DE SUA DECISÃO PELA SEPARAÇÃO. TAMBÉM EXISTE A CULPA DE SIMPLESMENTE QUERER SER FELIZ E, PARA ISSO, COLOCAR AS SUAS NECESSIDADES ACIMA DAS NECESSIDADES DOS OUTROS. ESMAGUE, PISE EM CIMA DESSA CULPA. NÃO HÁ NADA DE ERRADO EM RESPEITAR SEUS PRÓPRIOS DESEJOS. COMO DIZ A SABEDORIA POPULAR, A CULPA MORREU VELHA E SOZINHA.

AINDA SOBRE A CULPA

CULPAR O OUTRO É TÃO NOCIVO QUANTO CULPAR A SI MESMO PELO SOFRIMENTO CAUSADO NO EX-CÔNJUGE OU NOS FILHOS. PROCURE NÃO CULPAR O EX PELA DESGRAÇA QUE VOCÊ ESTÁ ENXERGANDO NA SUA VIDA, NEM CULPE AS CRIANÇAS POR SUA ESCOLHA. ESSAS SÃO APENAS VERSÕES DIFERENTES DO MESMO VENENO. NÃO USE SEU SOFRIMENTO COMO JUSTIFICATIVA PARA NÃO FAZER NADA DA VIDA ALÉM DE CULTIVAR SUA DOR.

ASSUMA A SUA DECISÃO – SEJA ELA QUAL FOR

TOMAR UMA DECISÃO E LEVÁ-LA ADIANTE É A MELHOR MANEIRA DE NÃO AUMENTAR UM PROBLEMA. PODE NÃO PARECER, MAS A INICIATIVA DE RESOLVER UM PROBLEMA CONFERE LIBERDADE AO INDIVÍDUO. ASSUMIR O COMANDO DAS

AÇÕES É, SEM DÚVIDA, MELHOR DO QUE ESPERAR QUE AS COISAS ACONTEÇAM, PORQUE OS PROBLEMAS CRÔNICOS, COMO O NOME DIZ, TENDEM A PIORAR COM O TEMPO.

NÃO ADIE

UMA CARACTERÍSTICA DO CAOS É QUE ELE É QUASE SEMPRE CRESCENTE. SE VOCÊ POSTERGA A SEPARAÇÃO DE UMA RELAÇÃO FALIDA HÁ TEMPOS, TAMBÉM DIMINUI A CHANCE DE TER UMA BOA RELAÇÃO COM O EX-CÔNJUGE EM UMA SITUAÇÃO DE SEPARAÇÃO. A AMIZADE E O RESPEITO, NESSES CASOS, PODEM TER PRAZO DE VALIDADE. USANDO COMO DESCULPA O "BEM DAS CRIANÇAS", VÁRIOS CASAIS PROLONGAM POR ANOS UMA UNIÃO VAZIA E INFELIZ, MUITAS VEZES FADADA A SITUAÇÕES CADA VEZ MAIS DEGRADANTES. QUANDO O ÚLTIMO FILHO PARTE, A SENSAÇÃO DE QUE É TARDE DEMAIS PARA PENSAR EM SEPARAÇÃO AUMENTA, E QUESTÕES COMO DINHEIRO E SAÚDE PODEM ENTERRAR DEFINITIVAMENTE A FELICIDADE DO CASAL. POR ISSO É PRECISO MUNIR-SE DE TODA A CORAGEM E SUFOCAR QUALQUER SENTIMENTO DE CULPA – A CHAMADA SABOTAGEM PESSOAL – PARA LEVAR A RESOLUÇÃO ADIANTE.

NÃO TENHA MEDO

NEM SEMPRE PRIORIZAR SEUS SENTIMENTOS É UMA ATITUDE EGOÍSTA E NEM TODAS AS CRIANÇAS SAEM TRAUMATIZADAS DA EXPERIÊNCIA DA SEPARAÇÃO. COMO AGENTE SOCIAL MAIS PODEROSO DA SOCIEDADE, A FAMÍLIA REPRESENTA SIM À CRIANÇA UMA INSTITUIÇÃO DE PRIMEIRA IMPORTÂNCIA. MAS VALE PENSAR QUAL RECADO SE DESEJA DAR AO FILHO: É UM MODELO DE CASAMENTO, INTIMIDADE E COMUNICAÇÃO FALIDO QUE VOCÊ QUER PASSAR ADIANTE? NÃO É MELHOR CONVIVER COM PAIS SEPARADOS E FELIZES DO QUE COM PAIS CASADOS E INFELIZES?

VOCÊ PRECISA SABER — ANTES DE SE SEPARAR

- Vários fatores podem retardar o processo de uma separação, como a quantidade de itens pendentes na disputa, a incompatibilidade do casal, o ressentimento em jogo, o custo da contratação de advogados. Às vezes, um ano pode ser um período razoável para a duração desse momento transitório.

- Os especialistas aconselham que não se deixe a casa antes de aparadas algumas das principais arestas legais da separação — mais especificamente, a questão da custódia dos filhos. Se o princípio geral do acordo da separação ainda não tiver sido determinado, há a possibilidade de a justiça apontar um possível abandono do filho, em particular no caso de mãe ausente.

a negociação na separação

capítulo 2

Oliver – É bom você arranjar um excelente advogado!
Bárbara – O melhor que *o seu* dinheiro puder comprar!

(Do filme *A guerra dos Roses*, 1989)

Um dos principais campos de pesquisa do estudo da negociação refere-se à tomada de decisão. Nas últimas décadas, as mais prestigiadas universidades do mundo, como Princeton e Harvard, começaram a oferecer cursos sobre o assunto nas suas escolas de negócios. De um tempo para cá, o assunto passou a ser discutido também fora da academia.

A conexão entre as decisões que uma pessoa toma ao longo da vida não está no que ela decide, mas em *como* ela decide. Logo, a melhor maneira de tomar boas decisões capazes de influenciar positivamente toda uma vida é aprender a usar o *mecanismo* da boa decisão.

Tomadas consciente ou inconscientemente, com boas ou más conseqüências, as decisões representam a ferramenta fundamental que temos para lidar com oportunidades, desafios e incertezas da vida. O sucesso nos papéis que desempenhamos – estudante, empregado, chefe, cônjuge, pai, indivíduo – depende das decisões que tomamos.

As decisões podem ser simples ou complexas. As simples não parecem pedir nenhum esforço de raciocínio: se a sua conta bancária anda em baixa, você tem duas semanas de férias pela frente para descansar com a família e seus pais oferecem a casa de praia, é claro que existe uma grande chance de você dizer sim, obrigado. Mas essas decisões são exceções. A verdade é que muitas das decisões importantes da vida são difíceis e complexas, sem soluções fáceis ou óbvias. Elas não costumam afetar só você, mas também sua família, seus amigos, seus colegas de trabalho. Portanto, antes de adiar as decisões importantes até que elas decidam por você, aí vão algumas sugestões.

STATUS QUO

John S. Hammond, Ralph L. Keeney e Howard Raiffa são professores de Harvard e consultores no complexo campo das decisões. Atendem desde grandes executivos e políticos até famílias. Tive a oportunidade de ter Hammond como meu professor, durante meus estudos em Harvard, onde pude me aprofundar em questões relativas à negociação. Autores de *Decisões inteligentes*, os professores indicam as armadilhas que distorcem a capacidade de raciocínio na hora de tomar uma decisão importante. Uma das armadilhas é se colar ao *status quo*, ao estado atual das coisas, buscando indícios que corroborem nossas próprias preferências para seguir investindo em projetos provavelmente falidos. Qualquer semelhança com uma separação que não ata nem desata não terá sido mera coincidência.

DIVERSOS EXPERIMENTOS JÁ MOSTRARAM O PODER DE ATRAÇÃO DO *STATUS QUO*. EM UM DELES, RELATADO NA *HARVARD BUSINESS REVIEW*, CADA INDIVÍDUO DE UM GRUPO GANHOU, ALEATORIAMENTE, UM DE DOIS PRESENTES DE VALOR EQUIVALENTE.

EM SEGUIDA, FORAM TODOS AVISADOS DE QUE UM PRESENTE PODERIA SER FACILMENTE TROCADO PELO OUTRO. EMBORA SE IMAGINASSE QUE POSSIVELMENTE CERCA DE METADE PUDESSE TIRAR PROVEITO DA OPORTUNIDADE DE TROCA DE UM PRESENTE POR OUTRO MELHOR, APENAS UM EM CADA DEZ TROCOU DE PRESENTE. O *STATUS QUO* EXERCEU SUA FORÇA MESMO TENDO SIDO ARBITRARIAMENTE ESTABELECIDO DEZ MINUTOS ANTES.

Acreditar que tomamos decisões de modo racional e objetivo é algo que agrada a todos. Mas a verdade, lembram os autores, é que temos vieses que influenciam toda escolha que fazemos. E quem toma decisões tende a escolher alternativas que perpetuem o *status quo*. Se você, por exemplo, vem de uma família muito tradicional que não vê a separação com bons olhos, pode passar alguns anos da sua vida adiando a separação apenas para evitar o desgaste de expor seus problemas. Dizem os professores que, numa escala maior, é possível ver essa tendência sempre que um produto muito inovador é lançado. Os primeiros automóveis, corretamente chamados de "carruagens sem cavalos", eram bem parecidos com as charretes que vinham substituir. Os primeiros "jornais eletrônicos" também pareciam bastante com seus precursores impressos.

Essa cilada do *status quo*, segundo eles, tem origem na psique, mais exatamente no desejo de evitar danos ao ego. Para romper esse modelo tão estanque é preciso agir, mas, quando agimos, abrimos espaço para críticas e arrependimentos. Não é difícil entender por que buscamos sempre tantos motivos para abraçar a inércia: curvar-se ao *status quo* representa psicologicamente, na maioria dos casos, a rota mais segura, aquela que traz menos riscos.

E assim algumas pessoas vão empurrando os seus problemas para o dia seguinte, e no dia seguinte para o outro dia e assim por diante. O que acontece é que, com o passar do tempo, a estrutura vigente vai se enraizando e mudá-la fica cada vez mais difícil. Por isso, a ordem do dia é mesmo *agir*. Os executivos bem-sucedidos, por exemplo, costumam ser aqueles dispostos a quebrar velhos paradigmas.

Algumas páginas atrás, lembramos que seu ex-cônjuge foi, num dia que agora parece bem remoto, *escolhido* por você. Pois é exatamente por isso que é tão difícil aceitar que não tenha dado certo. É como se a idéia da perda acionasse automaticamente uma resposta conservadora. Libertar-se de decisões anteriores é difícil porque, em geral, não estamos dispostos a reconhecer que erramos.

Aqui vai então um aviso importante: na maioria das separações, salvo casos em que haja qualquer tipo de violência (para os quais recomendo a procura de ajuda profissional, seja ela jurídica ou terapêutica), não há certo e errado, culpado e inocente, vítima e algoz. Quando um casamento não dá certo, pode ser simplesmente porque a química entre duas pessoas bem-intencionadas não funcionou.

Por isso tire, de uma vez por todas, o peso da culpa das suas costas. A culpa se instala em você como um grande ímã para a inércia. Algumas pessoas se sentem tão culpadas e passam tanto tempo de suas vidas alimentando sua grande culpa que é como se não precisassem fazer mais nada. Culpar-se cansa, toma tempo e, principalmente, não serve para coisa alguma. Melhor é estancar a perda em vez de deixar que ela se acumule. Ou como disse Warren Buffett, um dos maiores investidores do mundo, em artigo na *Harvard Business Review*: "Quando estiver preso em um buraco, o melhor a fazer é parar de cavar."

Como um fato dramático ou traumático na vida de uma pessoa também pode distorcer seu raciocínio, algumas técnicas de negociação tornam-se boas aliadas na fase da separação, como você logo vai ver.

Desde já, a dica é estar sempre alerta. Estar avisado é, de certa forma, estar preparado. Ainda que seja impossível eliminar confusões no modo de funcionamento da mente, é possível aplicar alguma disciplina à tomada de decisão, melhorar o raciocínio e, assim, aumentar sua confiança nas próprias decisões em qualquer momento da vida — antes, durante ou depois da separação.

A ANCORAGEM

Outra armadilha mental identificada pelos pesquisadores da decisão é a ancoragem. Nesse mecanismo, a mente dá um peso desproporcional à primeira informação que recebe. Impressões, estimativas ou dados iniciais ancoram o raciocínio e a avaliação subseqüentes. Segundo os especialistas, a âncora assume várias formas. Pode ser simples e aparentemente inofensiva como um comentário feito por um colega ou uma matéria lida no jornal. Pode ser dissimulada como um estereótipo sobre a cor da pele, o sotaque ou o jeito de se vestir de alguém. De maneira geral, pode-se dizer que o mecanismo da âncora tende a dar peso demais a eventos passados e de menos a outros fatores.

Já que pode definir os termos nos quais uma decisão será tomada, a âncora costuma ser usada como tática de barganha por negociadores astutos. Quando uma pessoa recebe a oportunidade de escolher entre duas opções de negociação, ela sente que está tendo controle sobre sua decisão. No entanto, a presença das ofertas preestabelecidas encobre a percepção de que ela mesma não pôde pensar sobre qual seria, de fato, a proposta *ideal*.

Na esfera pessoal, a âncora pode aparecer disfarçada de preconceitos, de medo da crítica de parentes e amigos e, principalmente, de idéias sobre o ex-cônjuge poluídas por mágoas e ressentimentos. Sem se libertar desse tipo especial de ancoragem, vamos dizer assim, dificilmente o casal conseguirá levar adiante alguma boa negociação. No primeiro fim de semana que um dos pais pedir uma alteração nos planos de visitação, por exemplo, a receptividade do outro lado poderá ser negativa.

QUEM DEVE PROPOR PRIMEIRO A MANUTENÇÃO FINANCEIRA: QUEM PAGA OU QUEM RECEBE?

Essa é uma pergunta que a aplicação prática da ancoragem pode responder. Como as pessoas tendem a se "ancorar" na primeira criação de um valor, quem propuser o primeiro valor de negociação conquistará uma posição vantajosa. Quem pede deve elevar o valor para um número acima do desejado e quem paga deve fazê-lo inversamente. Em relação à negociação, portanto, quem se adianta tem mais chances de ficar satisfeito com o acordo. No entanto, lembre-se de que essa deve ser uma negociação "ganha-ganha", e, por isso, essa tática deve servir apenas para evitar que um dos lados abuse em sua proposta, seja pedindo demais ou oferecendo de menos. Quando isso acontece, surge uma zona de não-negociação, o que dificulta a relação dos ex-cônjuges desde o primeiro momento da separação.

Ficar atento à armadilha da ancoragem também é importante para não limitar o uso da intuição. Intuição, para mim, é uma seqüência de raciocínios não-conscientes, baseados numa associação com fatos ou com reflexos e rastros de conhecimentos que você tem. Quanto maior o conhecimento, melhor a capacidade de fazer associações. Só que muitas vezes você não consegue enxergar com clareza as conexões que fez para chegar a determinada conclusão. Chamo esse processo de intuição.

O desejo deste livro é munir você de informações para que, entre outras coisas, também consiga tirar melhor proveito da sua intuição, fazendo novas associações e reduzindo as conexões erradas. Procure identificar se há alguma ancoragem na mesa, para que a sua intuição possa trabalhar melhor com o menor número possível de associações mal condicionadas.

Como mostrou o documentário *What the Bleep do we Know* [*Quem somos nós?*], de William Arntz, Betsy Chasse e Mark Vicent, o cérebro constrói todos os seus conceitos pela lei da memória associativa. Idéias, pensamentos e sentimentos são construídos e interconectados na rede neurônica. E todos têm uma possível relação uns com os outros. O conceito e o sentimento do amor, por exemplo, estão armazenados nessa vasta rede neurônica. Mas só construímos o conceito de amor com base em outras idéias. Algumas pessoas têm o amor ligado à desilusão. Quando pensam em amor, vivenciam a lembrança da dor, do arrependimento, da ira e até mesmo da fúria. A fúria pode estar relacionada à dor, que pode estar relacionada a uma pessoa específica que, então, fica associada ao amor.

Nessa roda-viva, é compreensível que a sua intuição fique um bocado confusa. Mas mesmo assim deve ter sido ela que, lá no fundo, o levou à separação quando essa era mesmo a melhor saída. Também deve ter sido ela que o ajudou a ter dias felizes e tranqüilos com os seus filhos quando o mundo lá fora parecia querer desabar.

EXEMPLO: A ARMADILHA DA ÂNCORA

Como você responderia às duas perguntas seguintes?

- ❑ A população da Turquia é superior a 35 milhões?
- ❑ Qual a sua melhor estimativa da população da Turquia?

Se for como a maioria dos leitores, você terá sido influenciado pelo total de 35 milhões de pessoas citado na primeira pergunta (número que escolhemos aleatoriamente ao responder à segunda). Ao longo dos anos, a *Harvard Business Review* repetiu essas perguntas a vários grupos de pessoas. Em metade dos casos, foi usado o valor de 35 milhões na primeira delas; na outra metade, 100 milhões. Sem exceção, a resposta à segunda questão era um número muito maior quando a primeira vinha com 100 milhões. Simples, esse teste ilustra um fenômeno mental comum e muitas vezes pernicioso, o mecanismo da âncora. Ao tentar se decidir, a mente dá um peso desproporcional à primeira informação que recebe. Impressões, estimativas ou dados iniciais ancoram o raciocínio e a avaliação subseqüentes.

AS 8 CHAVES DA TOMADA DE DECISÃO

Está difícil escolher o advogado? Decidir onde alugar apartamento para começar a vida nova? Acertar o valor da manutenção financeira? Tudo bem, é difícil mesmo. Se fosse fácil, aliás, não haveria tantos estudos dedicados exclusivamente à tomada de decisão. Boas negociações também dependem de boas decisões.

Para tomar uma decisão, o primeiro passo é formular bem a questão. É, também, um dos passos mais arriscados. O modo como o problema é formulado pode influenciar profundamente as escolhas feitas. Pensando nisso, os especialistas John Hammond, Ralph Keeney e Howard Raiffa definiram oito chaves da tomada de decisão:

1 defina exatamente qual é o problema e o que precisa ser decidido. O que você precisa decidir? O que você precisa, por exemplo, esclarecer com o advogado? Aliás, é preciso mesmo contratar um profissional agora? Ou qual é, exatamente, o problema em relação às crianças? Ele diz respeito a horários, educação, lazer? Para decidir bem é preciso colocar os problemas na mesa cuidadosamente, estudando sua complexidade, evitando conclusões infundadas e raciocínios limitados por preconceitos.

2 especifique seus objetivos. Sua decisão deve levá-lo aonde você quiser ir. Se você quer alugar um apartamento e sair de casa, que tipo de imóvel e estilo de vida você quer? Quer morar perto do trabalho num apartamento pequeno e prático ou num apartamento maior, mesmo que isso signifique dirigir

por mais tempo todos os dias? Pergunte-se quais interesses, valores, preocupações, medos e aspirações são mais importantes para que o seu objetivo seja alcançado. Pensar sobre seus objetivos lhe dará direcionamento para a sua tomada de decisão.

3 crie alternativas. Suas alternativas representam diferentes cursos de ação entre os quais você deve escolher. Você deve tomar partido numa discussão familiar ou procurar uma saída que agrade a todos? Se você não tivesse várias alternativas, não seria obrigado a tomar uma decisão. E se você não tiver várias alternativas, talvez exista apenas uma solução possível. Você considerou *todas* as alternativas ou ao menos um belo conjunto de alternativas criativas e desejáveis? Lembre-se de que a sua decisão não pode ser melhor do que a sua melhor alternativa, e esteja pronto para um plano B (ou C , ou D...) caso sua melhor alternativa não possa se concretizar. É fundamental que essas alternativas estejam bem pensadas antes de você iniciar uma negociação.

4 entenda as conseqüências. Suas alternativas satisfazem bem seus objetivos? Soluções sempre aparecem e algumas podem até parecer boas em um primeiro instante, mas por trás delas podem estar conseqüências negativas ou positivas. Jogar todas as brigas para o alto e viajar para espairecer pode ser muito tentador, mas quais seriam as conseqüências para as crianças e para o seu ex-cônjuge? Considere honestamente as conseqüências de cada alternativa irá ajudar você a identificar quais alternativas compreendem seus objetivos — *todos* eles. E então você poderá medir quais são suas melhores alternativas (incluindo os planos B, C, D...).

5 aceite suas perdas. Como os objetivos freqüentemente batem de frente uns com os outros, você terá de procurar um equilíbrio. Às vezes, uma determinada coisa deve ser sacrificada em favor de outra. Seus filhos são tudo pra você, mas sua liberdade também é importante. Optando pela separação você vai diminuir seu tempo de convívio com as crianças, sem dúvida, mas poderá ter a chance de refazer sua vida sentimental, por exemplo. Na maioria das decisões complexas, não existe uma alternativa perfeita. Alternativas diferentes abrigam constelações diferentes de objetivos. Sua tarefa é escolher entre as melhores possibilidades e, para isso, é fundamental estabelecer prioridades, sabendo que provavelmente você terá de abrir mão de alguns pontos.

6 esclareça suas incertezas. O que pode acontecer no futuro, e com que probabilidade? Para decidir quanto dinheiro guardar para a educação da sua filha, é preciso lidar com um sem-número de incertezas. Ela tem condições de conseguir alguma bolsa de estudo? Ela vai trabalhar durante a universidade? Ela vai precisar de carro? Incertezas tornam as escolhas bem mais difíceis. Para decidir eficientemente é necessário confrontar a incerteza, julgando diferentes probabilidades e seus possíveis impactos.

7 avalie sua tolerância a riscos. Quando as decisões envolvem incertezas, suas conseqüências podem ser justamente aquelas que não eram esperadas. O que pode acontecer, por exemplo, se os ex-cônjuges se desentenderem tanto que um deles abandone a educação das crianças? Exercitar sua capacidade de aceitar riscos torna todo o processo de decisão mais fá-

cil e eficiente. Ele vai ajudá-lo a escolher a opção que tenha o risco na medida certa para *você.*

8 considere as decisões em cadeia. O que você decide hoje pode influenciar suas decisões amanhã, e os seus objetivos para o futuro influenciam suas escolhas atuais. Por isso, no decorrer do tempo, várias decisões acabam se relacionando entre si. O ideal é isolar e resolver primeiro as questões de curto prazo e, enquanto isso, buscar as informações que podem ser úteis para resolver problemas futuros.

Tudo isso parece muito coerente na teoria, mas como tirar proveito desse processo nos problemas reais? Para ajudar você a entender a aplicabilidade dessas oito chaves, desenvolvi três exemplos com base em casos fictícios:

Isabel priva Ricardo da convivência com os filhos em retaliação pelo não pagamento da manutenção financeira

1 defina exatamente qual é o problema. Isabel desistiu de discutir a questão da manutenção financeira dos filhos com o pai deles e não quer levar o caso para a justiça para evitar mais desgaste. Há tempos que seu ex-cônjuge, Ricardo, deixou até mesmo de pagar a escola dos meninos, e Isabel desconhece os motivos. Isabel pode sustentá-los sozinha, mas não aceita o comportamento do pai. Por vingança, não deixa que os filhos vejam o pai nem nos fins de semana. Isabel entrou na barganha "não paga, não visita", muito comum em algumas situações de separação.

2 especifique seus objetivos. Isabel quer que Ricardo, por iniciativa própria, contribua para a manutenção financeira das crianças. Na verdade Isabel gostaria, no fundo, que o pai tivesse o desejo e a responsabilidade de contribuir na educação de seus filhos. Ao privá-lo da companhia dos filhos, seu objetivo é não só vingar-se, mas também tentar fazer com que ele perceba seu próprio erro e a importância da sua participação.

3 crie alternativas. Isabel não pode mandar nos sentimentos do ex-cônjuge. Se ele não contribui financeiramente e ela quer manter o caso longe dos advogados, será que o pai não poderia contribuir em outros aspectos? Ela estaria disposta a conversar com ele para identificar os motivos que o fazem proceder assim e juntos criarem soluções para que as crianças não percam nem no atendimento de suas necessidades nem na convivência com o pai?

4 entenda as conseqüências. Se Isabel não quer usar seu advogado, não é justo que as crianças paguem por sua raiva. A não-convivência das crianças com o pai trará problemas futuros para elas. Além do mais, os meninos têm o *direito* de ver o pai.

5 considere suas perdas. Mesmo que Isabel decida entrar na justiça, o que é um direito seu, ela deve saber que o relacionamento dos pais com as crianças estará mais do que comprometido. Afinal, Ricardo pode até mesmo ser preso, o que deixará a relação ainda pior. Será que ela gostaria que seus filhos identificassem mais tarde as conseqüências sobre suas vidas do embate estabelecido entre eles?

6 esclareça suas incertezas. Ricardo teria condições de contribuir financeiramente para a criação dos filhos? Será que ele está passando por um momento difícil da vida? Com que valor de contribuição Isabel ficaria atendida, caso ele esteja com dificuldades financeiras? Será que é mesmo por isso que ela tem tanta raiva do pai das crianças?

7 avalie sua tolerância a riscos. Quanto menos as crianças virem o pai, mais a figura dele será cercada de mistério e curiosidade. Será que não seria melhor para Isabel que as crianças descobrissem por conta própria como é o pai delas, formando seus próprios julgamentos? E se os meninos, por falta de convivência, idealizarem um pai que eles não têm? Não seria melhor se eles conhecessem o pai de verdade, com qualidades e defeitos como todo mundo, em vez de se sentirem como moedas de troca?

8 considere as decisões em cadeia. Com o passar do tempo, Ricardo pode se sentir tão excluído da família que a decisão de manter o afastamento e cuidar da sua vida, por exemplo, não parecerá absurda. O contato entre pai e filhos pode ficar frouxo a ponto de não conseguir mais ser resgatado. Arrependimentos, então, não servirão para nada.

Rafael tem medo de perder a afeição de Tomás para o segundo marido de Luiza

1 defina exatamente qual é o problema. Rafael vem percebendo que seu filho, Tomás, está cada vez mais afeiçoado a Eduardo, segundo marido de Luiza, mãe de Tomás. Ele não tem certeza, mas suspeita de que o garoto já o chame até mesmo de "pai" quando está na casa de Luiza. Ele não quer ser trocado nem perder o carinho do filho, mas não sabe o que fazer com a sua insegurança.

2 especifique seus objetivos. Rafael quer evitar confusões na cabeça de Tomás e garantir o seu posto de pai, sem criar problemas para a família.

3 crie alternativas. Será que Rafael poderia conversar com Luiza a respeito? Ou até mesmo pedir para ser apresentado a Eduardo? Nesse caso, seria cabível deixar claros seus temores e suspeitas e conhecer mais de perto a relação de Tomás com Eduardo?

4 entenda as conseqüências. Pode ser que Eduardo esteja com as melhores intenções, por exemplo. Nesse caso, a conversa de Rafael com ele tem a chance de não acabar bem se as coisas não forem muito bem explicadas. O novo "pai" pode entender a intervenção de Rafael como uma crítica ou uma repreensão e ficar ofendido, ou decidir se afastar da criança para evitar problemas maiores. Quem sairia perdendo, aí, seria Tomás. Os riscos de uma conversa como essa podem ser grandes, já que a insegurança costuma gerar mal-entendidos.

5 considere suas perdas. E se chegar ao ouvido de Tomás que ele não pode mais sair sozinho com Eduardo porque Rafael não deixou? Ao mesmo tempo, Rafael deve se perguntar se é capaz de continuar suportando a situação, sob a pena de explodir em cenas de ciúme ou raiva, fazer perguntas indevidas ao filho ou comentários grosseiros para Luiza, por exemplo. E se ela não conseguir compreender a sua aflição, que reações poderá ter?

6 esclareça suas incertezas. Rafael deve se perguntar o que *realmente* o incomoda. O ciúme que sente é mesmo só do filho ou ele também não gosta de ver Luiza casada (e feliz) com outro homem? Ser honesto com os seus sentimentos é o primeiro passo para evitar confusões.

7 avalie sua tolerância a riscos. Rafael precisa saber se é capaz de se expor sem medo e mostrar suas inseguranças. Ele está preparado para ouvir comentários de Eduardo sobre seu próprio filho, por exemplo?

8 considere as decisões em cadeia. Ao questionar a relação de Tomás com Eduardo, Rafael abre um precedente. E quando ele se casar de novo? É possível que Tomás também se apegue muito à sua nova mulher, por exemplo. Ele estará disponível para cuidar da situação inversa com a clareza e o cuidado que ele mesmo está buscando nesse momento?

Ana precisa de mais recursos financeiros para as crianças

1 defina exatamente qual é o problema. Ana precisa de mais recursos financeiros para manter a educação e o bem-estar das crianças.

2 especifique seus objetivos. O objetivo é aumentar o aporte financeiro para a manutenção das crianças. Ana pode estipular como ela e o pai poderiam aumentar o aporte financeiro ou diminuir o valor total das despesas com as crianças.

3 crie alternativas. Se o pai não puder aumentar sua contribuição, será que Ana não poderia usar o carro dele durante a semana e assim economizar gasolina, por exemplo?

4 entenda as conseqüências. É possível que nem o pai nem Ana consigam ampliar a manutenção financeira e isso crie problemas na relação dos pais com seus filhos. Os pais também podem perceber que o orçamento das crianças deve ser reduzido.

5 considere suas perdas. Se o caso for para a justiça, por exemplo, é possível que o ex-cônjuge pare de pagar a manutenção financeira até a decisão final do juiz. Ana precisa pensar se ela está disposta — e tem condições — de passar por esse tipo de situação e, passando por um processo judicial, a chance de deterioramento da nova relação com o ex-cônjuge é grande. Por outro lado, se o orçamento das crianças for reduzido de comum acordo entre os pais e o novo valor corresponder ao que é possível para ambos naquele momento, ficam ampliadas suas

disponibilidades para rever o orçamento de maneira produtiva em outras situações futuras.

6 esclareça suas incertezas. Esse pai tem condições de pagar mais? Ana pode contribuir também para esse aporte financeiro ou ampliar sua contribuição atual? A proposta de aumento da manutenção é razoável? A quantia pedida está de acordo com o nível socioeconômico dos pais? Nesse ponto, é importante que Ana faça uma pesquisa e consulte advogados de família.

7 avalie sua tolerância a riscos. Ana deve se perguntar se ela está preparada para enfrentar desafios profissionais ou possíveis atritos com o ex-cônjuge e os reflexos desses atritos na vida dos filhos.

8 considere as decisões em cadeia. E se o pai das crianças pedir uma revisão de todos os gastos de Ana, ou decidir que as crianças precisam mudar de escola e parar de fazer natação? E se os pais perceberem que o aumento da manutenção se tornará uma necessidade freqüente a longo prazo, dado o estilo de vida proporcionado às crianças? Nesse caso, eles teriam condições financeiras para aumentar seus gastos com as crianças periodicamente?

mãos à obra

capítulo 3

Bernard – Joan, deixa eu te perguntar uma coisa.
Todo aquele trabalho que eu tive no final do nosso casamento,
fazendo jantares, limpando, sendo mais atencioso.
Não ia fazer a menor diferença, ia? Você ia me largar de qualquer jeito...
Joan – Você nunca fez nenhum jantar.
Bernard – Eu fiz hambúrguer naquela vez que você teve pneumonia!

(Do filme *A lula e a baleia*, 2005)

UM ERRO COMUM: APRESSAR O PONTO FINAL

Um dos maiores erros cometidos por pais que enfim se decidem pela separação é o de buscar pontuar o final o mais rápido possível. Não é difícil entender o porquê. Em muitos casos, a decisão de tomar a medida mais drástica leva tempo e é dolorosa. Muitos temem que, se não agilizarem quanto antes o epílogo da situação, acabarão dando um passo atrás em vez de seguir adiante. E, ao chegar ao final do extenuante processo que envolve a decisão de terminar o relacionamento, muitos casais acreditam que o filme da relação terminou, e agora resta apenas o inevitável *the end*. Não poderiam estar mais enganados. Na realidade, esse é apenas o começo de uma nova fase da relação. É preciso não apressar nada para não perder o controle desse novo momento, que pode ser igualmente longo e estressante. Especialmente agora, não deixe a emoção falar mais alto. Dê um tempo para que você e o seu ex-cônjuge processem a informação.

DESENHANDO CAMINHOS POSSÍVEIS

Decisão tomada, é hora de arregaçar as mangas. Os rumos que uma decisão de separação pode tomar são muitos. Um acordo que começa amigável pode ir parar na justiça e uma separação que cheirava a confusão pode terminar calmamente num aperto de mãos. Depende de como as negociações forem conduzidas, dia após dia. A negociação é, aliás, sempre a melhor alternativa. Mas, quando o nível de conflito é alto, a separação também pode caminhar para a mediação ou até mesmo para o litígio, em que o desgaste e o custo com advogados são bem maiores.

Se você e seu ex-cônjuge estão em bons termos, comece por marcar um encontro em um território neutro, esclarecendo o que ambos querem para os filhos. Se a negociação ainda for possível, aproveite. Vocês podem discutir os problemas e firmar compromissos aceitáveis para ambos. Nessa hora, ouça com reservas os conselhos dos amigos. É natural que eles enxerguem apenas a sua versão da história e, dessa forma, abram espaço para as críticas ao outro. É preferível ouvir com mais atenção os conselhos de especialistas ou mesmo do seu travesseiro.

A IMPORTÂNCIA DA NEGOCIAÇÃO — CAMINHOS POSSÍVEIS

Por meio da negociação, duas pessoas podem construir acordos e alternativas sobre questões a respeito das quais elas provavelmente não concordam. Nas escolas de negócios é usado o termo *zopa*, abreviação de *zone of possible agreement*. Como o nome diz, trata-se de uma zona de possível acordo. A lógica é simples: se, por exemplo, o ex-marido quer pagar uma manutenção financeira entre 2 mil e 3 mil reais e a ex-mulher reivindica um valor entre 4 e 5 mil, não há zona possível de acordo. Algum dos dois terá de mudar de posição. Um acordo só existe quando há espaço para a interseção de interesses.

NEGOCIAÇÃO GANHA-GANHA (PARA O BEM DOS FILHOS)

Em parcerias de negócio bem-sucedidas, diz-se que negociações ganha-ganha são aquelas em que ambas as partes desfrutam positivamente de uma relação comercial. Uma parte não tenta levar vantagem sobre a outra para que a parceria corra menos riscos de rompimento e traga melhor retorno a longo prazo.

No caso de uma separação, acredito que temos de ser racionais para entender que o bem dos filhos é um patrimônio do qual ambas as partes devem tomar conta. Portanto, a base de negociação deve prever que os parceiros estarão juntos no "negócio" por muito tempo — ao menos, até que a criança seja um adulto independente. Assim, a negociação justa só acontece quando existe, entre os negociadores, a verdadeira disposição de serem honestos e compreensivos um com o outro. Dessa forma, é possível enxergar quais são os pontos negociais mais importantes para cada uma das partes e quais movimentos conduzem as duas para uma zona de possível acordo — em que talvez nenhum dos lados seja atendido em 100% de suas reivindicações, mas na qual será encontrado um equilíbrio viável, de longo prazo e de benefício para todas as partes. Do contrário, o processo abre espaço para várias ciladas, em que as partes não trabalharão em conjunto pela felicidade dos filhos.

Não se deve, por exemplo, deixar uma pessoa acuada, já que ela vai atacar para se defender — e você não quer ser atacado. Você pode não ser responsável pelo fato do seu ex-cônjuge ter entrado num beco sem saída, mas, uma vez que ele está lá, você tem duas opções: imprensá-lo ainda mais — e não conseguir com isso nada além de uma reação negativa — ou ajudar a mostrar uma saída e evitar um ambiente negativo para seus filhos. Tente mostrar caminhos bons para ambos e o problema poderá ser resolvido da melhor maneira para os dois.

QUANDO BUSCAR A MEDIAÇÃO

Quando o nível de conflito é alto e compromete o diálogo entre as partes, muitos especialistas recomendam a contratação de um mediador. A história da mediação começa com uma pesquisa no judiciário americano. Foi demonstrado que 80% dos processos relativos a separações poderiam ter sido resolvidos fora dos tribunais. Já no final dos anos 1990, como mostrou o advogado Regis Fernandes de Oliveira, 45% das demandas judiciais eram resolvidas pela mediação. Eram casos em que, se tivessem usado a negociação direta, poderia ter sido dispensado o olhar jurídico. No entanto, a animosidade entre os ex-casais comprometia completamente os acordos. Foi criada então a figura da terceira pessoa, que deveria ser neutra para facilitar o diálogo entre ex-marido e ex-mulher. A mediação é, na verdade, um processo de negociação assistido por um terceiro imparcial, contratado pelas duas partes. Em alguns casos, o mediador pode ser até um amigo em comum e confiável, que poderá ajudar na comunicação do casal, mediando um possível acordo de separação.

Visto também como canal diplomático, o mediador diagnostica impasses. Existem duas formas principais de mediação. A primeira delas, baseada em técnicas de negociação, concentra-se em construir acordos. A segunda trabalha mais para reconstruir a relação de diálogo — o acordo vem como conseqüência. Entre elas, é claro, existem variações, algumas amparadas na terapia de família. A mediação pode ser feita até mesmo com pessoas que não aceitam ficar na mesma sala.

O efeito da mediação tende a ser de longo prazo. Ao lidar com o interesse comum do casal — que são os filhos —, o mediador trabalha o tempo todo identificando neles o objeto de maior cuidado na negociação, pesando custos e benefícios. A procura por um mediador pode acontecer antes, durante ou depois do processo judicial. Há casais, por exemplo, que fazem um acordo judicial, mas não conseguem colocá-lo em prática. Nesses casos, é aconselhável procurar a mediação.

É sempre preferível, antes de ir à justiça, resolver o maior número possível de conflitos e desacordos. Apesar de não serem necessariamente advogados ou mesmo não contarem com total conhecimento jurídico, os mediadores desatam nós que poderiam complicar a vida do ex-casal no futuro.

EVITANDO O LITÍGIO

Litígio é a disputa judicial. Quando não há mais diálogo entre o casal, é o juiz quem decide pelos dois. Esse, é claro, é o pior dos passos. Os gastos com advogado, o desgaste emocional e os traumas que uma briga como essa pode causar nos filhos não compensam a escolha. Muitas vezes, na disputa por fatias financeiras do patrimônio do ex-casal, o ex-cônjuge gasta mais do que a própria quantia exigida na Justiça. Nesse ponto, é importante questionar se o dinheiro é, de fato, a razão da discórdia. É comum que sentimentos como mágoa e raiva se transformem em grandes motivações ou cifras.

QUAIS SÃO OS TIPOS DE GUARDA E QUAL É O MAIS ADEQUADO AO SEU CASO

Segundo o advogado Sérgio Calmon, especialista em separações, a lei ideal para a guarda de filhos de pais separados seria simples assim:

I. Respeitem seus filhos.
II. Tenham bom senso.
III. Revogam-se todas as disposições em contrário.

Teoricamente, lembra Calmon, a guarda compartilhada não deveria nem ser discutida na justiça. Se os pais se entendem bem, afinal, eles não precisam que ninguém determine por eles como cuidar de seus filhos. No entanto, os contratos de separação determinam as condições da guarda por um motivo muito simples: em caso de confusão, quando a vida dos ex-cônjuges já tiver seguido caminhos diferentes e num fim de semana agitado os dois entrarem num impasse na hora de decidir quem fica com as crianças, o contrato estará lá para informar, por exemplo, que o terceiro final de semana do mês é do pai. Fim da discussão. Mas o ideal é que o contrato de separação sirva como guia, não como sentença *(veja modelo de um contrato de separação no Anexo)*. Temos as seguintes opções de guarda:

GUARDA SIMPLES

O que chamamos neste manual de "guarda simples" é, na verdade, chamado pelos profissionais da área jurídica apenas de "guarda". Quando dizemos que a guarda é da mãe ou do pai, isso significa que apenas um deles tem poder de decisão sobre a vida do filho, seja na escolha da escola, no controle da prática de esportes, nos tratamentos médicos ou na permissão para excursões e viagens. Ao outro ex-cônjuge cabe apenas o direito de visitar a criança regularmente.

No entanto, é possível e comum o estabelecimento de um contrato de separação em que alguns (ou mesmo todos) os pontos acima poderiam passar a ser regulados por ambos os pais, mesmo que a guarda seja de somente uma das partes. Basta que se criem regras de comum acordo, feitas para equilibrar as responsabilidades e poderes de decisão entre ambas as partes do ex-casal. No exemplo ao final do livro veremos um caso como este.

A lei entende que ambos os pais devem acompanhar o desenvolvimento infanto-juvenil, na medida em que, após a separação conjugal, tanto o pai quanto a mãe permanecem com o poder familiar. Embora os direitos dos dois sejam iguais, ainda resiste hoje, segundo Sérgio Calmon, uma tendência histórica dos juízes a conceder a guarda às mães. Antes do ingresso da mulher no mercado de trabalho, afinal, não havia dúvidas sobre quem era o provedor da casa e quem cuidava das crianças. Atualmente, no entanto, essa divisão de tarefas é muito relativa. Há casos, lembra o advogado, em que a mulher possui mais rendimentos do que o homem e menos tempo livre, o que leva o juiz a decidir que a guarda das crianças seja de responsabilidade do pai. As visitas, assim, são feitas pelas mães. Na maioria das vezes, o fator de decisão da guarda é a disponibilidade de cada um dos pais. Se um pai pode passar mais tempo com as crianças do que a mãe, talvez seja melhor que elas fiquem com ele. Em todos esses casos, a qualidade do relacionamento de cada um dos pais com as crianças é um ponto decisivo, além da integridade de cada um dos responsáveis.

GUARDA COMPARTILHADA

Na guarda compartilhada, os pais tomam juntos todas as decisões a respeito das crianças, como a escolha da escola, do curso de línguas, do esporte. Nesse modelo, não necessariamente a criança alterna períodos de convivência com a mãe e com o pai. Há casos em que a criança mora definitivamente com a mãe, mas vê o pai periodicamente e precisa da autorização dos dois para fazer uma viagem com os amigos, por exemplo.

A guarda compartilhada é um dispositivo que passou a vigorar em muitos países a partir da década de 1990, quando a Convenção Internacional dos Direitos da Criança (1989), no artigo 9º, dispôs como um direito dos menores de idade serem educados por ambos os pais. Nesse sentido, ela valida socialmente o exercício da paternidade e da maternidade, mesmo depois do rompimento conjugal. A cisão do casal, como já dito, não pode significar a ruptura dos vínculos entre a criança e seus pais. É o que também diz o artigo 1.579 do Código Civil Brasileiro: "A separação não modificará os direitos e deveres dos pais em relação aos filhos."

De qualquer forma, a guarda compartilhada é considerada a melhor opção para as crianças. Mas só é viável, é claro, quando os pais mantêm um ótimo relacionamento. Em todo caso, diz a Convenção, o vínculo de filiação e o exercício parental não podem depender apenas de critérios de negociação entre os cônjuges. Por isso, são assegurados pelo Estado — e por isso você precisa de um advogado (de preferência, especializado em direito de família).

GUARDA ALTERNADA

Nesse caso, a guarda significa apenas uma divisão estrita das horas que a criança passa com cada genitor. Uma semana na casa do pai e uma semana na casa da mãe é um dos formatos possíveis. Quando os pais são agressivos entre si, esse é o pior modelo possível para a criança, que provavelmente ouvirá acusações sobre o pai na casa da mãe e vice-versa. Além do desgaste de dividir sua vida entre duas casas, ela ainda *alterna* comportamentos agressivos de seus pais. Para evitar essa situação, a dica é voltar à primeira casa do nosso jogo: negocie,

negocie sempre. Há muitos desvios possíveis antes de chegar à justiça, como você vai ver no próximo capítulo.

QUEM FICA COM AS CRIANÇAS?

Esse é, sem dúvida, o passo mais importante da separação. Para responder à pergunta, você deve colocar na balança uma série de fatores. Leve em conta a idade de seu filho e se ele poderia transitar de uma casa para a outra. Quando dispõe de alguma mobilidade e liberdade para ir ao encontro de um dos dois quando a saudade bater, o jovem costuma se ressentir menos da separação. Já as crianças pequenas precisam de um ambiente mais protegido e são mais dependentes da sua presença. Crianças com menos de 2 anos, por exemplo, devem ficar com a mãe sempre que possível. Nessa idade, a ausência da mãe por alguns dias pode provocar a sensação de que ela simplesmente desapareceu. Com as crianças em idade escolar, lembre-se de que seus horários são mais inflexíveis.

Há círculos de amigos e quadros de atividades dos jovens que precisam ser respeitados na hora de escolher a custódia adequada. Estude o temperamento do seu filho, avaliando como ele reagiu à separação e às mudanças de uma forma geral. Ele já passou uma noite inteira longe do pai e da mãe? Como ele interage com as outras crianças? Ele é entrosado ou introvertido? Reflita, enfim, se a criança irá ou não se adaptar à constante mudança entre uma casa e outra.

O questionário poderia se estender por todo o livro: ambos os pais estão capacitados a prover um espaço confortável para a criança que acomode seus brinquedos e seu computador ou videogame? Há outras crianças na vizinhança? Quanto tempo e dinheiro serão gastos no trajeto entre as duas casas? Como é o seu relacionamento com a criança? Os dois pais estão disponíveis para a rigorosa tarefa de serem pais em período integral? Quem costumava tomar as rédeas da criação durante o casamento? Finalmente, com quem seu filho demonstrava ter mais intimidade?

Terminado o quebra-cabeça, reúna-se com seu filho para mostrar como foi organizada a divisão de tempo entre você e seu ex-cônjuge. Em alguns casos, é permitido incentivar a participação da criança, que pode dizer como ela gostaria de passar a semana. Mas cuidado: por insegurança, ela pode querer agradar o pai quando estiver longe da mãe ou ao contrário. Além disso, ela também pode se sentir pressionada a *escolher* entre pai e mãe. Na definição da guarda, o mais importante é a idéia de que os filhos são um bem comum a ser cuidado — mesmo a alto custo.

Na casa de um pai separado não pode faltar um lugar concreto para os filhos e seus amigos. As crianças até a pré-adolescência são muito concretas: a cama, o armário, a gaveta, os brinquedos e a possibilidade de levar os amigos para a casa do pai, por exemplo, são mais importantes do que se costuma imaginar. É essa materialidade que confere a sensação de ter um lugar na vida do pai, já que elas ainda não são capazes de abstrair o objetivo do subjetivo. Um lugar concreto, na casa do pai, é um lugar afetivo.

DEFININDO A PENSÃO (OU MELHOR, A MANUTENÇÃO FINANCEIRA)

Decidida a guarda, é hora de mexer em outro provável vespeiro: o acordo da manutenção financeira das crianças. A lei determina que a manutenção deve ser fixada na proporção da necessidade e da capacidade de cada um. Ou seja, se a despesa com os filhos é de, por exemplo, R$ 2.100, a divisão de R$ 1.050 (a metade) para cada um só é válida se ambos tiverem exatamente os mesmos ganhos. Numa hipótese, se o pai tem um rendimento de 10 mil reais e a mãe de 5 mil reais por mês, os R$ 2.100 seriam proporcionalmente divididos por

1.400 reais do pai e 700 reais da mãe (o que representaria 14% de cada rendimento, igualmente proporcional). É uma divisão justa, que não pesa a mais nem a menos na parcela de contribuição de cada um — e é assim que a lei hoje determina a divisão de despesas entre os ex-cônjuges.

No meu caso, que contribuo com uma manutenção financeira para a mãe de meus filhos, por exemplo, sugeri que essa fosse reajustada semestralmente pela inflação, e não anualmente, como manda a lei. Fui justo, fiz mais do que o esperado de minha parte, garanti desde o começo uma ótima relação com a mãe dos meus filhos e, de quebra, ganhei alguns "créditos" — que, como já vimos, é uma moeda forte numa relação entre pais separados.

Se for estabelecido um acordo razoável e bom para os dois lados (como a negociação ganha-ganha), os filhos terão mais uma chance de passar pela separação sem maiores tropeços. Mas, se a questão virar briga e chegar às mãos de um juiz, o estabelecimento de uma manutenção que está além da capacidade de quem vai pagá-la é o início de um grande pesadelo. Quando um pai não consegue pagar uma manutenção alta, por exemplo, pode ser decretada a sua prisão. Enquanto isso, a mãe pode dizer para o filho que o seu pai é um "pão-duro" ou que não cumpre suas promessas, para ficarmos apenas com as ofensas menos pesadas. Nesse meio-tempo, terá sido feito mais um estrago na auto-estima da criança — e a relação cordial entre os pais estará provavelmente terminada.

O QUE VOCÊ NÃO PODE ESQUECER NO CÁLCULO DA MANUTENÇÃO FINANCEIRA

1 moradia

Aluguel

Condomínio (incluindo eventuais taxas extras)

IPTU

Luz

Gás

Telefone

Alimentação (supermercado, feira, açougue)

Empregados (incluindo as obrigações trabalhistas e 13º salário)

Mensalidade de TV a cabo e internet

Despesas extras na manutenção da casa

2 escola

Matrícula

Material

Uniforme

Transporte

Mensalidade

Passeios escolares e gastos com a cantina

Atividades extracurriculares

3 saúde

Mensalidade do plano

Eventuais pagamentos de médicos e hospitais não conveniados, dentista, ortodontista

4 diversos

Celular

Roupas

Presentes de aniversário para amigos da criança

Farmácia

Cabeleireiro

Lazer

Gasolina

Manutenção do carro (seguro, IPVA, etc.)

Mensalidade de clube

Obs.: Os gastos com moradia, por exemplo, são proporcionais ao número de filhos e inversamente proporcionais ao de pessoas que moram na residência. Assim, se três filhos moram em uma casa com cinco pessoas (exemplo, se os três moram com a mãe e a avó), os custos com moradia dos filhos devem ser de 3/5 da manutenção da casa.

Fundamentalmente, o que deve ser revisto periodicamente é a visitação dos filhos, que, com o passar do tempo e o crescimento das crianças, pode tornar obsoleto o que fora pactuado na separação dos pais. Nesse ponto estão incluídas até mesmo a guarda e a pensão dos filhos.

COMO POUPAR AS CRIANÇAS DO ESTRESSE DA SEPARAÇÃO

Lembrete eterno: o mais importante em todo esse processo é poupar as crianças. Para isso, há três metas básicas a se cumprir:

1 procure se reestruturar. Pode ser por meio de terapia, de meditação ou até mesmo da compra de uma agenda nova para organizar os dias cada vez mais atribulados. O importante é encontrar um equilíbrio.

2 reserve um tempo para o convívio de qualidade com seus filhos. Acredite, a companhia deles também ajudará a espantar o estresse e a frustração pelo casamento desfeito.

3 procure semear na relação com o ex-cônjuge a mesma harmonia que você, provavelmente, almeja para a sua própria vida. Está sendo criada uma nova família, e seus desafios são para a vida inteira.

O fato é que agora é preciso ser mais resistente e forte do que nunca, porque quando as crianças estiverem com você elas estarão *só* com você. Você poderá ter algumas folgas quando elas estiverem fora, mas na sua casa o trabalho vai ser redobrado. É permitido até mesmo pedir ajuda para as crianças, que se sentirão úteis e importantes. Explique que a rotina mudou e que você precisa do apoio delas.

Explique, explique tudo, sempre. Mas atenção: não deixe que a culpa pela separação afrouxe os limites da educação. Ir dormir mais tarde, comer doces em excesso ou fora de hora e escapar do banho não fará com que as crianças entendam e aceitem melhor a separação. Ao contrário, dará a elas uma sensação ainda maior de insegurança. No Capítulo 4 estão as dicas sobre o comportamento infantil nessa fase delicada, mas desde já saiba que o importante é ficar de olhos bem abertos. Algumas crianças parecem passar incólumes pelo processo da separação, mas as conseqüências podem aparecer até mesmo anos depois. Fique atento aos sintomas. Ou à falta deles.

10 SUGESTÕES PARA MINIMIZAR OS PROBLEMAS DE CUIDAR SOZINHA(O) DE SEU FILHO

1 evite atrasos. Tenha a última palavra sobre quando e como irá vê-los, mas se por acaso você se atrasar por causa de uma reunião, ligue para avisar, se explicar e pedir desculpas. Um dos principais medos das crianças durante a separação é que os pais não voltem nunca mais para casa. Um simples atraso, nesse momento, pode ser muito doloroso.

2 faça uma lista de todos os amigos, parentes, vizinhos e pessoas que podem lhe dar uma força no cuidado com os seus filhos. Para reconstruir sua vida, é preciso criar estratégias e buscar aliados.

3 não transforme a hora do jantar numa hora qualquer na frente da televisão. Não fazer as refeições em conjunto simboliza a perda do vínculo familiar. Aproveite para perguntar como foi o dia do seu filho e saber se ele alimenta fantasias de reconciliação.

4 não subestime os avós. Segundo uma pesquisa americana citada em *What about the Kids?* [*E quanto às crianças?*], filhos que mantêm uma relação próxima com os avós têm mais

facilidade de lidar com a separação. Pelo forte elo emocional e por simbolizarem a continuidade da família, os avós exercem um papel particularmente importante na vida dessas crianças.

5 planeje atividades em conjunto. Se você tiver dois ou mais filhos, será mais fácil para eles ajudarem uns aos outros enquanto o casal passa por uma fase tão estressante. Reafirme ao mais velho quão importante é sua responsabilidade para com o caçula, e ao mais novo a sorte de ter ao lado um irmão que se importa com ele. Para os filhos únicos, primos ou amigos podem substituir o irmão ausente.

6 relacione-se. Conviver com famílias de pais ainda casados, eventualmente, poderá trazer até amargura e inveja à criança. Ainda assim, o melhor para ela será lidar com todos os tipos de estrutura familiar e não acreditar que a separação é o único fim possível para todos os pais.

7 não tome sozinho decisões importantes como mudar de bairro e trocar a escola. Sempre que possível, discuta seus planos pós-separação com seu filho. Mais: sempre que possível, não altere a rotina da criança. Muitas mudanças já estão sendo assimiladas, e pode haver retrocesso.

8 prestigie os feitos da criança ou do jovem sempre que puder. Eles verão isso como um gesto de preocupação.

9 conte os planos para o dia seguinte. Conversar sobre as atividades do próximo dia transmite segurança e a certeza de que a família continua.

10 regra de ouro: **não critique seu ex-cônjuge na frente das crianças. Como a voz dos pais é muito poderosa, as críticas interferem muito na construção da imagem da mãe e do pai. A estrutura psíquica da criança não permite que ela macule a imagem dos pais — seria uma traição aos seus cuidadores.**

FAZENDO LISTAS PARA MINIMIZAR ANSIEDADES

Diante de tantas tarefas e cuidados, leve em consideração uma sugestão muito simples: faça listas. Se não for feita a boa e velha lista de "coisas a fazer", nunca se sairá do mesmo ponto e dificilmente a separação acontecerá. Comece por anotar o que vai mudar na sua vida e, de acordo com essas mudanças, quais ações você deve tomar. Os pontos dessa lista são diferentes para cada caso, mas a metodologia serve para todos os tipos de ansiedade. O preto no branco do papel reduz a tensão e cria responsabilidade. Marque as medidas mais urgentes e vá hierarquizando suas prioridades. *Faça uma lista dos seus objetivos e outra lista do que deverá ser feito para alcançá-los.*

Esse mapeamento deve contar com uma postura realista em relação a quando e como você poderá cumprir cada item. Nem pense em resolver todos os problemas de uma vez só. Sobrecarregar-se só aumenta as chances de retardar ou mesmo minar o sucesso do seu plano. É comum pensar que, quanto mais tempo você estiver preso à sua imobilidade, mais difícil será escapar dela. Mas pense no seguinte exemplo: depois de anos de sedentarismo e peso extra, você finalmente decide entrar na academia. O primeiro dia será sem dúvida um dia difícil. No entanto, se você conseguir passar dez minutos se exercitando, tenha certeza de que sair de casa para a próxima aula será bem mais fácil. Mesmo as pessoas mais dependentes descobrem que, quando colocadas no teste de fogo da vida pós-separação, conseguem apagar incêndios com surpreendente competência.

Também evite remoer-se caso você conclua que as listas deveriam ter sido feitas há anos. O que importa é que *agora* você está finalmente cuidando de você. O processo de se tornar independente o obriga a tomar as rédeas da sua vida e essa pode ser a melhor das tarefas. Ao terminar o casamento, você pode se reorganizar e definir o que *realmente* é essencial na sua vida.

MINIMIZANDO A CULPA E PASSANDO À AÇÃO

As coordenadas estão dadas. Agora é, mais do que nunca, o momento de *agir*. Mas lembre-se de que nenhuma dessas recomendações vai surtir efeito se você não jogar o pesado fardo da culpa no lixo. Já falei aqui sobre a culpa, aliás. Só ficou faltando falar da sua matéria-prima. A culpa é sempre fabricada por uma determinada perspectiva — assim como tudo na vida. No dia-a-dia e sempre, o que vale é a maneira pela qual você olha o que está acontecendo à sua volta. Dizem alguns psicólogos que, quando a pessoa toma a decisão de procurar a separação, depois de alguns anos pós-separação ela tende a acreditar no total equilíbrio emocional dos filhos. Já quando ela resistiu à idéia da separação, ela costuma achar que seus filhos jamais se adaptaram à nova configuração da família, mesmo quando as crianças não apresentam qualquer problema ou desvio comportamental.

O fato é que cada pessoa precisa acreditar na sua versão da história e, mais ainda, precisa *confirmar* o tempo inteiro a sua versão. A dicotomia do certo e do errado, muitas vezes levada ao extremo, abriga disfarces muito prejudiciais para os filhos. Quando uma pessoa não quer se separar, por exemplo, ela tem os seus motivos. Que são apenas e inevitavelmente seus. No entanto, esses motivos podem ganhar outras tintas e aparecer colados aos filhos; algo como "não podemos nos separar porque isso será ruim para as crianças".

Cuidado. Para que essa pessoa não venha a prejudicar as crianças, é fundamental que ela reavalie seu ponto de vista e, principalmente, lembre que uma relação amorosa envolve dois indivíduos. Se o casamento não está bom para um deles, continuar insistindo na relação será sempre uma atitude negativa.

Tente analisar a sua própria perspectiva. Se puder, feche os olhos e imagine você mesmo visto de longe. Esse é um simples exercício de visualização que ajuda a ampliar horizontes. Você faz parte de um mundo que é bem maior do que parece. Suas opiniões, aquelas que mais parecem verdades absolutas, não representam grande coisa nesse cenário. Por isso, faça a si mesmo a desconfortável pergunta: não está em *você* o problema?

Antes de se irritar com a simples pergunta, pare e pense. Se você anda adotando uma postura radical, seja ela qual for, você pode estar penalizando os seus filhos. Punir o ex-cônjuge por meio das crianças é uma manobra nociva e, infelizmente, muito comum. Os filhos podem se transformar da noite para o dia em pequenos seres sofredores ou crianças muitíssimo equilibradas. Depende da perspectiva. Uma delas, a perspectiva da vítima, pode infligir problemas às crianças como uma maneira de chamar a atenção do ex-cônjuge. Nesse caso, a mensagem subliminar é: está vendo o sofrimento que *você* causou aos nossos filhos?

A outra perspectiva traz o ângulo da pessoa "perfeita", que acredita ser muito equilibrada e tem uma enorme dificuldade de aceitar seus próprios erros e defeitos. Sendo assim, ela não admite que outros indiquem qualquer alteração no comportamento das crianças desencadeada pela separação. Nesse ritual de pura negação, é como se o processo de separação tivesse sido tão perfeitamente conduzido que devesse conferir ao seu autor o Nobel da Paz. Infeliz ou felizmente, no entanto, ninguém é perfeito. E nenhuma dessas perspectivas pode ser totalmente certa ou errada. Ambas são resultados da visão de cada um, e o que acontece nas fases difíceis da separação é que os olhos ficam embaçados. Então é preciso trocar as lentes e tentar enxergar melhor o que está acontecendo. Se você conseguir ver no ponto final do seu casamento o começo de uma nova história e não apenas o fracasso de uma história antiga, aumentam as chances de você tirar melhor proveito da situação. Se você reconhecer que está sofrendo, mas que sua vida não acabou e que você vai andar para a frente, é bem provável que o universo conspire a seu favor.

escapando do fogo cruzado

capítulo 4

(jantando)
Carolyn – Seu pai e eu estávamos falando do dia dele no trabalho.
Por que você não conta pra ela, querido?
Lester – Janie, eu me demiti. E disse pro meu chefe ir se danar,
e então o chantageei em quase 60 mil dólares. Passa o aspargo.
Carolyn – Seu pai parece se orgulhar desse tipo de comportamento.
Lester – E a sua mãe parece preferir que eu passe a vida como um
prisioneiro enquanto ela mantém meu pênis em um pote debaixo da pia.
Carolyn – Como ousa falar assim comigo na frente dela?
E me admira que você possa me tratar com tanto desprezo
bem no dia em que *perdeu* seu emprego.
Lester – Perdi? Eu não perdi. Não foi assim:
"Ops! Onde foi parar meu emprego?" Eu *me demiti*.

(Do filme *Beleza Americana*, 1999)

Todos nós temos algum padrão de comportamento automático. Não é necessariamente instinto nem qualquer espécie de programação mental. Pode ser simplesmente a tendência de reagir da mesma forma com determinadas pessoas, como ex-cônjuges, que conseguem detonar reações no nosso humor inimagináveis à nossa própria sombra. É como se eles soubessem exatamente qual é o nosso calcanhar-de-aquiles ou onde fica o mais doído dos nossos calos, e, aparentemente, usassem essa sabedoria para nos atingir. Para os médicos, os comentários ou intervenções dessas pessoas poderiam ser chamados de *trigger points*, pontos de gatilho que acionam reações de dor no organismo. Na interpretação dos psicólogos, os *trigger points* poderiam ser como botões que ativam comportamentos agressivos. O fato é que certas pessoas nos parecem, às vezes, carregadas de más intenções. Mas saiba que elas não são necessariamente pessoas más e, muito provavelmente, não têm tanto poder quanto você pode imaginar.

Aqui vai um palpite: o impulso para a irritação e a briga pode refletir mais uma resposta automática sua do que uma real má intenção do ex-cônjuge. Procure escutar o outro sem reservas e defesas e veja se toda a cena não fica mais leve. Tente inverter os papéis e se colocar no lugar do outro, em vez de achar que tudo o que o outro lado faz tem o objetivo de aborrecer você. A (irritante) verdade é que você pode estar agindo de forma reativa, imaginando que tudo o que o seu ex-cônjuge faz tem o perverso intuito de arruinar a sua vida. Você pode estar viciado em conflito.

EXERCÍCIO: VOCÊ É VICIADO EM CONFLITO?

Nem sempre, à moda da maior parte dos vícios, a pessoa viciada em conflito tem consciência da sua situação. Para descobrir se você é uma delas, listamos a seguir um breve questionário, adaptado de *The Co-Parenting Survival Guide* [*Guia de sobrevivência para pais separados*], de Elizabeth Thayler e Jeffrey Simmerman, para testar a dosagem média de conflito no seu dia-a-dia.

Para funcionar, é preciso que você atribua valores numa escala de 1 a 5 para as perguntas que faremos mais adiante: 1 é um indicador de que a situação ou o sentimento acontecem numa freqüência mínima ou nunca; 5, por sua vez, quer dizer que a freqüência é sempre ou quase sempre.

1 nossos filhos evitam falar sobre meu ex-cônjuge quando estão comigo.

2 nossos filhos escondem segredos de um de nós ou de ambos.

3 nossos filhos às vezes não desejam estar com um de nós.

4 meu ex-cônjuge e/ou eu muitas vezes reclamamos que não compartilhamos informações suficientes sobre as crianças.

5 meu ex-cônjuge e/ou eu acusamos um ao outro de irresponsabilidade em geral.

6 tomar decisões em conjunto com o meu ex é uma missão quase impossível.

7 meu ex-cônjuge quase sempre se coloca acima de todas as outras coisas, mesmo quando se trata das crianças.

8 por mim, eu colaboraria com meu ex-cônjuge, mas ele não parece disposto a fazer o mesmo.

Como todos os testes, esse não é conclusivo, mas pode ajudar você a observar alguns pontos sobre sua reatividade. Some os pontos e reflita por um instante. A menor pontuação que você pode conseguir é 8, e a maior, 40. Quanto maior for o número, maiores são as chances de você ser de fato um viciado em conflito. Você pode até estar certo de que a culpa, enfim, não recai sobre você, e que tudo funcionaria às maravilhas se seu ex-cônjuge contribuísse para tanto. Ainda assim, o conflito caminha para uma história sem fim. O conflito não está no que você sente: está no que você *faz*. E seria bom se houvesse um botão de "liga" ou "desliga" que pudesse controlá-lo, mas infelizmente não é simples assim. O conflito consome não apenas você, mas principalmente suas crianças.

As pessoas se relacionam por meio do amor, do ciúme ou até da briga. Por mais doentia que pareça ser essa trama, o elo de um casal pode, em alguns casos, ser mantido mais pelo conflito do que pelos próprios filhos.

Algumas pessoas imaginam que depois de separadas não terão mais contato com o ex-parceiro. Outras acreditam que a vida continuará sendo relativamente a mesma, em tetos diferentes. Ambas são visões, no mínimo, ingênuas. Como um casal separado deve se relacionar? Alguns se falam com freqüência, outros não trocam palavra. Há os que podem ser melhores amigos e os que não ficam juntos em uma mesma sala; os que continuam uma aliança profissional e aqueles que procuram o sexo casual com o ex-parceiro quando se sentem solitários. Para aprender a lidar com o recém-adquirido status de ex da pessoa que sempre foi sua companheira, lembre-se do que já foi falado lá atrás: mesmo os casamentos infelizes tiveram seus bons momentos. Já a raiva não conhece meio-termo: ou ela míngua ou se torna cada vez mais forte. Se o seu caso é o segundo, é essencial ter consciência de que essa pessoa que lhe dá nos nervos é o pai ou a mãe do seu filho, que será a principal vítima dessa má relação.

A seguir apresentamos um quadro com os quatro estágios que, segundo Elizabeth Thayer e Jeffrey Simmerman, uma relação entre ex-cônjuges pode atingir:

OS 4 ESTÁGIOS DE CONFLITO

ESTÁGIO I – COOPERAÇÃO

OS PAIS QUE SE ENCAIXAM NESSE PRIMEIRO NÍVEL TRABALHAM JUNTOS EM PROL DOS INTERESSES DO FILHO. ELES SÃO CAPAZES DE ESTAR NO MESMO AMBIENTE E SER RESPEITOSOS UM COM O OUTRO, ASSIM COMO COM AS DECISÕES TOMADAS PELO EX-PARCEIRO. ELES NÃO DEDICAM O DIA-A-DIA A PICUINHAS INTERMINÁVEIS EM CIMA DE PEQUENOS PROBLEMAS. ELES TENTAM, ACIMA DE TUDO, COMPREENDER A VISÃO DO OUTRO E SE EMPENHAM EM TOMAR DECISÕES DE FORMA RELATIVAMENTE RÁPIDA E EFICAZ. POR MAIS QUE TENHAM DIFERENTES PONTOS DE VISTA SOBRE O QUE É SER PAI E O QUE É MELHOR PARA O SEU FILHO, NÃO TENTAM IMPOR AO OUTRO SUA OPINIÃO.

ESTÁGIO II – CONFLITO BAIXO

SÃO OS PAIS QUE FREQÜENTEMENTE DISCORDAM. CONTUDO, POR MAIS QUE NÃO HESITEM EM COMPRAR UMA BRIGA, NÃO A DEIXAM SAIR DE CONTROLE. ELES PODEM RAPIDAMENTE PERDER DE VISTA O QUE É MELHOR PARA O FILHO, MAS LOGO SE VÊEM ÀS VOLTAS COM A URGÊNCIA DE COLOCAR AS NECESSIDADES DELE MAIS UMA VEZ NO FOCO DA DISCUSSÃO. ESSES PAIS ESTÃO APTOS A OUVIR O QUE O OUTRO TEM A DIZER E NÃO REGULAM FAVORES, COMO A TROCA DE HORÁRIO DAS TRANSIÇÕES. ELES DISCUTEM FACILMENTE, MAS CHEGAM A UM ACORDO COM A MESMA FACILIDADE – E CAUTELA. ASSEGURAR QUE AS COISAS ESTÃO JUSTAS É ESSENCIAL PARA ESSE TIPO PARENTAL. OS PLANOS PARA O DIA-A-DIA COM A CRIANÇA SÃO MENOS RÍGIDOS E NÃO TÃO BEM ESTRUTURADOS. AQUI, A PALAVRA-CHAVE É FLEXIBILIDADE.

ESTÁGIO III – CONFLITO ALTO

ESSES SÃO PAIS QUE RARAMENTE CONSEGUEM CHEGAR A UM ACORDO. O MAIS COMUM É QUE SE POSICIONEM DE FORMA A COMPROVAR QUE ESTÃO CERTOS, OU MESMO A PREVENIR QUALQUER EVENTUAL DESVANTAGEM. "EU

NÃO VOU DEIXAR QUE ELE OU ELA SAIA POR CIMA" PARECE SER O LEMA. OS PAIS DO ESTÁGIO III ROTINEIRAMENTE SE ENVOLVEM EM GRANDES DISCUSSÕES, QUE ACABAM QUASE SEMPRE ESCAPANDO AO CONTROLE. ELES PODEM ATÉ TER BOAS INTENÇÕES, MAS TAMBÉM TÊM GRANDE DIFICULDADE DE VIABILIZÁ-LAS. COSTUMAM DIZER QUE TENTAM O DIÁLOGO DIPLOMÁTICO, MAS QUE NÃO SÃO CORRESPONDIDOS. SÃO PAIS COM DIFICULDADE DE EXERCER A FLEXIBILIDADE E COLABORAR COM AS NECESSIDADES DO OUTRO.

ESTÁGIO IV – CONFLITO TOTAL

AQUI, O CLIMA É DE GUERRA DECLARADA. NÃO HÁ VONTADE OU MESMO TALENTO DE COOPERAR UM COM O OUTRO. ESSES PAIS PODEM CHEGAR A SE VALER DO FILHO COMO MENSAGEIRO E FAZÊ-LO GUARDAR SEGREDOS DO OUTRO PAI. COMUMENTE, ACUSAM O EX-CÔNJUGE E SE MOSTRAM INCAPAZES DE ACEITAR SUA OPINIÃO. QUANDO TROCAM PALAVRAS, SÃO DESRESPEITOSOS E RARAMENTE EVITAM OS INSULTOS. SARCASMO E INCRIMINAÇÃO SÃO AS ARMAS MAIS USADAS NA RELAÇÃO, QUE SÓ PODE SER COMPARADA A UM VERDADEIRO COMBATE. COOPERAÇÃO É UM TERMO QUE PASSA AO LARGO DO VOCABULÁRIO COTIDIANO DESSE EX-CASAL, E DECISÕES CONJUNTAS SÃO TAREFAS PRATICAMENTE IMPOSSÍVEIS. AS CRIANÇAS PODEM SER INFORMADAS DOS FRACASSOS DE UM DOS PAIS A QUALQUER INSTANTE, AO MESMO PASSO QUE ESSE PAI OU ESSA MÃE TEM CERTEZA DA MANIPULAÇÃO EXERCIDA PELO SEU EX-CÔNJUGE. QUALQUER TRUNFO GUARDADO NA MANGA CAPAZ DE DESESTABILIZAR O OUTRO NÃO DEMORARÁ A SER USADO, GERALMENTE NOS MOMENTOS MAIS INOPORTUNOS. O CASAMENTO PODE TER TERMINADO, MAS AS BATALHAS CONTINUAM. ESSES PAIS SÓ PARECEM ESTAR DISPOSTOS A SE ENCONTRAR PERANTE UM JUIZ.

Para evitar as brigas, é preciso mais do que paciência e boa vontade. É importante ter disciplina. Neste capítulo, você vai ver que há algumas táticas, estratégias e técnicas de comunicação capazes não de neutralizar completamente uma relação conflituosa, mas de amenizar, sim, boa parte do desgaste e da crescente falta de comunicação causada pela roda-viva das brigas.

Assim como a relação com os filhos muda depois da separação, a relação com o ex-cônjuge, é claro, também é profundamente alterada. É preciso começar do zero. Não se amarre à idéia do fracasso e não se apegue às histórias do passado. O que passou, passou, e é hora de começar de novo.

10 REGRAS DE OURO PARA UMA BOA CONVIVÊNCIA

1 coloque as necessidades da criança acima dos seus desejos de "estar certo" ou "ser independente".

A vida de seus filhos continua durante e depois da separação. Seu papel como pai ou mãe, portanto, não deveria diminuir no que diz respeito às necessidades das crianças. Atividades, escola e amigos ainda são importantes para elas, e também para o seu desenvolvimento. É preciso adaptar-se às necessidade delas a fim de participar mais de suas vidas — uma estratégia que pode ser complicada para pais que insistem em se ater a idéias como "o *meu* tempo com a criança e o *seu* tempo com a criança". São pais que vêem toda festa, treino, atividade ou evento extra como uma imposição. Eles acreditam que outro pai está tentando roubar o tempo deles com os filhos, interferir no relacionamento e tornar a vida ainda mais complicada. Alguns pais simplesmente não estão habituados a adaptar seu mundo para a convivência com os filhos, abrindo mão de um encontro de negócios aqui ou um evento social ali. Muitos pais tentam, a todo custo, equilibrar suas novas vidas, sua privacidade e sua busca por novos relacionamentos com o trabalho, a rotina como pais e as demandas da família e dos amigos. É muita coisa. O tempo passa a ser precioso e quase sagrado. O que dá margem a comentários como "Você me fez perder duas horas do *meu* tempo". Calma: bancar o executivo *workaholic* aqui não vai ajudar em nada seus filhos, pelo contrário. Da próxima vez que seu ex-cônjuge pedir uma alteração na agenda, é bem provável que você diga um grande e sonoro *não*. Só que esse *não* talvez seja ouvido também por seus filhos. Esteja certo de que suas decisões sejam verdadeiramente baseadas no bem-estar de seus filhos e não em seu desejo de manter o controle por meio de um desnecessário jogo de poder.

2 respeite o tempo de seu ex-cônjuge com seu filho e não interfira no esquema combinado entre eles.

Pais briguentos e seus filhos necessitam de uma rotina preestabelecida. Ela propicia unidade e estrutura, ajudando a manter o conflito sob controle. Como os pais também têm suas próprias vidas, eles necessitam de um esquema que lhes permita prosseguir com o trabalho, sua vida social e novos relacionamentos. Manter o programa ajuda ainda a construir a confiança de ambos os pais no processo e manter o respeito mútuo. Todavia, a razão mais importante para manter o programa é a segurança que ele proporciona aos filhos. Eles esperam ter você por perto e podem não ter desenvolvido ainda a capacidade de se adaptar a alterações da rotina. Isso é especialmente verdadeiro para crianças em fase pré-escolar. Ademais, alterações da rotina são geralmente inconvenientes e podem dificultar a vida do outro pai. Evite-as sempre que puder. É claro que às vezes ajustes são necessários, mas a rotina acordada deve ser seguida com respeito.

3 trate o ex-cônjuge sempre com respeito.

A regra da vez é cordialidade. Pais devem interagir um com o outro de modo a demonstrar os fundamentos da interação social aceitável. Isso significa cumprimentar o ex-cônjuge de forma agradável e trocar gentilezas na frente da criança. Ambos precisam agir, rotineiramente, da maneira que gostariam que os filhos agissem na forma de encarar a própria vida. Lembre-se de que eles irão tratar os pais do mesmo modo que os vêem tratando um ao outro. Além do mais, o comportamento dos pais proporciona às crianças um exemplo de como abordar outros adultos na escola, nos esportes, no trabalho, na vida em geral.

4 não use termos pejorativos.

Essa também é uma regra bastante simples. Simplesmente não falem um com o outro usando vocabulários ou gestos difamatórios. Pais em alto conflito se sentem livres para insultar, atacando características do ex-cônjuge de um jeito que nunca fariam com qualquer outra pessoa e usando termos que não entrariam em nenhuma outra área de sua vida. Xingamentos pesados, críticas vazias, ofensas gratuitas. Essas são apenas tentativas de extravasar a raiva e controlar o outro pai. Sempre que um dos dois disparar um insulto qualquer, com nenhum outro propósito a não ser magoar o ex-cônjuge, deve ter em mente o quanto está afetando o futuro do filho. Mantenha os rostos de suas crianças à sua frente toda hora (se necessário, literalmente, através de fotos) e *pare* antes de dizer algo que contribua para alimentar o conflito.

5 respeite a conduta do ex-cônjuge na educação de seu filho.

Por um lado, pais separados devem procurar um denominador comum na criação dos filhos, mas, por outro, também devem saber que esse é um ideal difícil de ser atingido. Pais em constante conflito freqüentemente adotam estilos diferentes de educação. É comum reclamarem, criticarem e acusarem o outro de não cuidar dos filhos apropriadamente. Lembre-se: vocês não se separaram à toa. É natural que vocês discordem em muitos assuntos. Os menos problemáticos costumam ser os cuidados diários, as rotinas, os deveres de casa. As áreas mais difíceis estão na disciplina, religiosidade e nos relacionamentos estabelecidos por seu filho com as demais pessoas, por exemplo. Os filhos podem se adaptar rapidamente a essas diferenças e podem mesmo aprender a valiosa lição de respeitar diferentes pontos de vista. Por isso, esteja atento ao que acontece na casa do ex-cônjuge, mas não tente impor seu estilo para além de suas portas. Ninguém domina com exclusividade a arte de ser pai ou mãe, e, acredite, vocês podem aprender um com o outro. Muitas vezes, um método que funciona na casa de um dos pais pode se revelar ineficaz quando colocado em prática pelo outro. Guarde suas questões para uma conversa futura e *nunca* faça avaliações sobre o comportamento do ex-cônjuge na frente dos filhos.

6 respeite o estilo de vida do ex-cônjuge e discuta qualquer preocupação a respeito dele em encontros marcados previamente (e sem a presença dos filhos).

Nunca exponha os filhos aos conflitos entre vocês. Pais conflituosos, em geral, engajam-se em interações hostis e raramente demonstram a capacidade de ter uma discussão simples na frente dos filhos. Aja com bom senso e proteja as crianças, evitando sintomas de ansiedade e depressão que podem vir a requerer ajuda profissional no futuro.

7 não se atrase.

Não é apropriado se atrasar mais de 15 minutos na maioria dos compromissos da sua vida. Portanto, tenha o mesmo nível de respeito por seu ex-cônjuge e por seus filhos. Reserve a eles razoável flexibilidade, mas faça, ao mesmo tempo, todo o esforço possível para cumprir o combinado. Para os pais que costumam brigar à toa, aliás, é recomendado até adiantar-se cinco minutos a cada compromisso. Não deixe seus filhos nem seu ex-cônjuge esperando. Agindo assim, você também estará ensinando ao seu filho a importância da pontualidade.

8 discuta qualquer mudança de rotina com o ex-cônjuge antes de passá-las aos filhos.

É muito comum que pais em alto conflito transformem os filhos em mensageiros, sempre a postos para entregar o recado de um pai para o outro. Nesse esquema, papéis que cabem aos pais são delegados aos filhos e assuntos muitas vezes relativos à guarda são discutidos na frente das crianças sem consulta prévia ao outro pai. E encontros, férias e mudanças na rotina devem sempre ser discutidos com o outro pai em primeiro lugar. A decisão deve ser formalizada antes mesmo de a criança tomar conhecimento de sua existência. Os mais velhos (de 10 anos em diante) ou mais maduros podem ser envolvidos em algumas discussões para apresentar seu ponto de vista quando os pais julgarem apropriado. Mas é preciso lembrar que, embora o filho possa participar e dar o seu parecer, a palavra final caberá sempre aos pais.

9 nunca diga coisas negativas sobre o outro pai na frente das crianças.

Eis aqui uma das regras mais importantes do relacionamento dos pais separados. Tenha a certeza de que os filhos sofrem quando você insiste em degradar o outro pai fazendo comentários negativos sobre ele. Eles precisam e querem acreditar que ambos estão fazendo o possível — e o impossível — para serem bons pais. Durante a separação, as crianças freqüentemente perdem grande parte da confiança no seu próprio julgamento, assim como na habilidade dos pais em proporcionar uma educação 100% boa a elas. Ao minar a *performance* do outro pai por meio de comentários perniciosos, você acaba demolindo o pouco de confiança que o filho tem em si mesmo e, ainda, pede a ele que se junte a você numa cruzada contra o ex-cônjuge. Não poderia haver combinação pior para um filho de pais separados.

10 não coloque a criança em situações que a obriguem a tomar partido contra o outro pai.

As crianças não são peões em uma disputa de xadrez. Filhos de pais separados costumam ser vítimas de conflitos de lealdade. Eles sentem-se freqüentemente compelidos a dizer ou agir da maneira que pensam agradar um pai ou o outro. Assim, pulam de uma casa para a outra transmitindo informações, comentários ou trazendo à tona certos pontos que, acreditam, conquistarão o apoio e o amor do pai. Não pergunte a eles o que acontece na outra casa a fim de obter informação sobre o "inimigo". E, antes de acreditar cegamente no que o filho diz, confira a validade da informação com o ex-cônjuge. Filhos envolvidos nesse tipo de relação, com índices altos de conflito, são mais suscetíveis a problemas emocionais.

O VALOR DO SEU PERDÃO — PARA VOCÊ

Pense o seguinte: quando você perdoa uma pessoa que é muito negativa com você, quem mais se beneficia desse perdão é você mesmo. Ao perdoar, você elimina dentro de você a imagem negativa dessa pessoa e se livra do mal-estar que envolvia toda e qualquer lembrança da "bruxa" ou do "bruxo". O perdão pode ser um grande passo para uma vida mais leve. Quando a raiva e o rancor permanecem em cena, não sobra espaço para nenhuma trégua e muito menos para qualquer tipo de negociação "ganha-ganha". E, se a raiva continuar sendo cultivada, tenha a certeza de que ela vai crescer como erva daninha.

O que fazer, então? Entre os primeiros socorros, tente primeiro o exercício do que chamo de *círculo virtuoso*: busque ser amigável desde o início e não retribua atitudes agressivas. Quanto mais você reagir positivamente a qualquer tipo de comportamento mal-intencionado do ex-cônjuge, mais chances você tem de reverter o quadro e receber uma resposta também positiva. Não é preciso virar santo, às vezes basta não retribuir as alfinetadas. A chance de o ex-cônjuge perceber sua intenção positiva e retribuí-la é real, o que dará a você mais energia para continuar a ser mais e mais positivo, criando então o círculo virtuoso, em que a positividade é uma recompensa crescente para ambas as partes.

Toda a logística que envolve as guardas compartilhadas ou alternadas, por exemplo, é um grande tubo de ensaio repleto de problemas em alta fermentação. Sempre sujeita a imprevistos, a transição da criança da casa do pai para a da mãe, ou vice-versa, costuma trazer à baila algum estresse. Se seu ex-cônjuge liga para avisar que está atrasado e com isso você perde a sessão de cinema tão esperada, as chances de a briga aparecer no roteiro são grandes. E é aí que entra a ajuda do círculo virtuoso.

Nesse caso, você tem duas opções hipotéticas: xingar seu ex-cônjuge e secretamente programar sua vingança ou procurar entender que o trânsito da cidade, ultimamente, anda mesmo muito intenso, ou mesmo que seu ex sempre teve problemas de pontualidade. Com a primeira reação, você conseguiria apenas jogar mais lenha na fogueira e incitar, cada vez mais, o comportamento irresponsável de seu ex-cônjuge — além de fechar mais uma porta para um futuro relacionamento saudável. Já com a segunda abordagem você reduziria o nível de agressividade do encontro e abriria um canal de comunicação fundamental para organizar a próxima transição, criando "créditos" que poderão ser úteis quando você falhar em algum compromisso ou acordo — e, acredite, você precisará desses créditos. Você também poderia, é claro, deixar a criança com a babá, parente ou amigo, e evitar qualquer contato com o ex-cônjuge. Essa atitude pode até ser boa para você, mas certamente não é positiva para os filhos. E, se eles estão mesmo em primeiro lugar na sua vida, é preciso fazer algum esforço, em maior ou menor escala.

O ideal é que os filhos vejam os pais ainda se relacionando, mesmo que apenas cordialmente. Ver os pais se cumprimentarem afetivamente é sem dúvida uma grande alegria para a criança. Ouvir elogios do pai à mãe e vice-versa, então, é o que há de melhor para o imaginário infantil. Se você ainda não conseguiu nem pensar em uma cena parecida, não se aflija. Lembre-se: um passo de cada vez. A princípio, considere a regra nº 1: não brigue na frente das crianças. Como elas tendem a se sentir culpadas pela separação, testemunhar as discussões servirá apenas para reforçar esse sentimento.

IDENTIFICANDO O CONFLITO ALTO OU TOTAL

Pais que se envolvem nesse tipo de conflito têm sua própria linguagem. Eles adoram *falar*, embora tenham incrível resistência ao ato de *escutar*. Os diálogos rapidamente se metamorfoseiam em conversas como de crianças pequenas ou adolescentes cínicos. Na seqüência, uma série de características enumeradas por Elisabeth S. Thayler e Jeffrey Simmerman para identificar o tipo:

- ❑ Uso de vários termos depreciativos, envolvendo palavreado, apelidos maldosos, estereótipos, etc.;
- ❑ Uso freqüente de termos acusatórios;
- ❑ Hábito de tentar fazer com que o ex-cônjuge caia em alguma cilada;
- ❑ Fazer questão de dar a última palavra;

- Uso de frases clássicas como "Eu vou te botar na cadeia!" em brigas de dimensões teatrais e
- Tendência de colocar em dúvida o amor do ex-cônjuge pelos filhos.

COMO EVITAR AS BRIGAS

Uma resposta abrangente à pergunta acima poderia ser: respeite as diferenças. Você já não conhece tão bem a pessoa com quem você teve filhos. Aquele parceiro de certa forma previsível, cujos gostos, preferências e opiniões você tanto conhecia, parece ter mudado de identidade. Aos poucos, uma pergunta intrigante pode tomar forma em algum canto da sua consciência: como pude me casar com essa pessoa que agora me parece tão diferente? A questão é: para você, ela *realmente* não é mais a mesma. O amor acabou e pronto, restou nela apenas um corpo até mesmo estranho, com defeitos que, se antes eram discretos, agora parecem gritantes.

É que a soma desses defeitos já é maior do que a disposição para relevá-los, o que provavelmente o levou ao desejo da separação. Com a equação nesse ponto, cuidado. Está na hora de lembrar aos seus neurônios que essa pessoa não faz mais parte da sua vida como você imaginou que faria. É comum as pessoas se separarem no papel, mas se esquecerem de encomendar a separação interna, aquela que realmente corta o vínculo do casamento e transforma o ex-casal apenas em pai e mãe, que, eventualmente (e de preferência), podem se tornar amigos. Quando esse laço não é cortado, a relação continua de forma muito pouco saudável. Podem ser criados elos de dependência, por exemplo, que no futuro poderão gerar críticas, mágoas e desavenças.

Muitas vezes, terminar psicologicamente o casamento é a mais difícil das tarefas. É preciso viver o ritual do fim do casamento e toda a tristeza que pode envolvê-lo, além de lidar com sentimentos contraditórios como raiva e saudade. No entanto, no meio desse luto, você terá uma série de compromissos a cumprir. Ficar triste é normal, e é importante chorar e desabafar, mas a separação é uma decisão que deve ser a mais racional possível. Ela envolve nada menos que o futuro dos filhos. É, na verdade, uma decisão mais importante do que o próprio casamento, que envolvia apenas duas pessoas. Ela envolve abrir mão de uma relação idealizada, de companheirismo, de tempo de convivência com os filhos e até, eventualmente, de algum conforto financeiro. Mas também pode significar o fim de brigas intermináveis, do convívio com pessoas das quais você não necessariamente gostava, da falta de tempo para si mesmo.

Quanto mais você enxergar de maneira objetiva a decisão da separação e todos os acordos que a precedem, melhor será sua vida desse momento em diante. Ficar triste é apenas uma parte do fenômeno da separação. A outra parte, fundamental, é agarrar o touro à unha e cumprir, com afinco, as muitas providências pedidas pela vida pós-separação.

Por isso, aproveite o estranhamento que seu ex-cônjuge pode estar lhe causando. Essa pode ser uma maneira de você se descolar dele de uma vez por todas e seguir adiante. Mas assuma, antes de escrever sua nova história, que esse ex-cônjuge pode ser muito diferente de você. Pode ter princípios morais, éticos e religiosos completamente diferentes dos seus. E mesmo assim vocês estarão ligados para o resto da vida por meio de seus filhos. Portanto, a única maneira de construir uma aliança pacífica é varrer seus preconceitos e estar aberto aos diálogos com esse novo personagem. Ele também deve estar enxergando muitas mudanças em você.

Para acabar com bruxos e bruxas, uma velha e boa receita: peça desculpas. Desculpa é uma palavra mágica, capaz de reverter a química das brigas e abrir caminho para novas formas de relacionamento. É ela também que lhe dá a oportunidade de ajudar o ex-cônjuge. E quanto melhor ele estiver, melhor para seu filho — e para você.

DIVERSAS FACES DA RAIVA

A raiva pode ser expressa por meio de hostilidade e agressividade. O objetivo do "agressor" é fazer com que o outro acate seus desejos usando a técnica da intimidação, disparando um ataque verbal certeiro, por exemplo, acusando o ex-cônjuge de negligência. Violência atrai violência. Se o agressor acertar o alvo, é certo que a retaliação já estará a caminho. A raiva também pode ser internalizada. E sentimentos negativos guardados abaixo da superfície costumam estourar nos momentos mais inadequados. A raiva pode ainda ser expressa indiretamente, pelo comportamento passivo-agressivo. Nesse caso, o que interessa é investir em atitudes capazes de tirar a outra pessoa do sério. Esse comportamento pode ser, por exemplo, chegar atrasado ou "esquecer" com freqüência compromissos agendados previamente. Essa hostilidade também estimula a retaliação, o que aumenta a escalada do conflito.

8 SUGESTÕES PARA EVITAR UMA BRIGA E MINIMIZAR DISCUSSÕES

1 seja objetivo e não misture problemas: mantenha o foco no que deve ser imediatamente resolvido e não revolva questões antigas.

2 restrinja a discussão ao casal e não faça referência a amigos ou parentes que concordam com você. E nem pense em falar dos ex-sogros.

3 não se retire do ambiente abandonando a discussão se ela não tiver sido terminada. Ir embora sem nenhuma justificativa é apenas mais um recurso de manipulação usado para desequilibrar emocionalmente quem é deixado.

4 eventualmente, combine quanto tempo, no máximo, vai durar a conversa. Vale até mesmo usar uma desculpa de um compromisso.

5 convencione com o ex-cônjuge um sinal manual ou sonoro, de comum acordo, para conter a escalada da discussão. Assim, não continue falando depois que o outro der o sinal para interromper a conversa, que deve ser continuada de outro jeito, em outro lugar, em outra hora.

6 nunca negocie sob a influência de drogas ou álcool. Se você não tiver controle sobre seu raciocínio e sua fala, faça o possível e o impossível para sair da discussão antes de dizer o que não deve. Você não está apto a tomar nenhuma decisão.

7 não finja escutar. Ouça com atenção — e verdadeiramente — o ponto de vista do outro. A sua percepção dos acontecimentos não é a única verdade.

8 evite sempre os rótulos pejorativos e, é claro, os xingamentos.

As sugestões anteriores resumem, na verdade, um só conselho: tenha bom senso. Parece óbvio, mas bom senso costuma ser artigo raro durante uma separação. Policiar seus gestos e sua fala pode ser mais difícil do que organizar as contas, lidar com o advogado e estabelecer a nova rotina das crianças. Quando você menos espera, as palavras erradas já saíram da sua boca. Para minimizar o bate-boca, fui buscar algumas dicas de sabedoria indiana com Isabela Fortes. Às vezes é até preciso ser "zen" para não se meter em confusão.

QUANDO NÃO FALAR É MELHOR

Muitas vezes, nós falamos coisas que, na verdade, não sentimos. Falamos apenas por falar. Reclamamos só porque já estamos acostumados a reclamar. Por isso, antes de falar, faça a si mesmo as seguintes perguntas: é verdade este comentário que vou fazer? Se é verdade, ele é benéfico para mim, para meu ex-cônjuge e para meu filho? E, sendo verdadeiro e benéfico, esse comentário é gentil?

Se você se fizer essas perguntas, vai ver que fala muito mais do que realmente sente. Como pode ser benéfico para seu filho falar que o pai dele não é confiável, só para desabafar? Ou falar que a mãe é desequilibrada, só para descontar críticas anteriores? Palavras demais são inúteis e, segundo gurus indianos, roubam sua energia. Além disso, quando você fala demais, o poder de suas palavras diminui, e, quando você falar algo realmente importante, é menos provável que alguém escute. Por isso, descanse suas cordas vocais e descubra o valor do silêncio. Lembre-se de que, se você fala muito rápido e sem pensar, depois pode ser tarde demais para arrependimentos.

Cuidado também com o que você fala com os parentes. Falar mal do ex-cônjuge para sua mãe, por exemplo, significa criar mais um inimigo na batalha. Dessa forma você cria o *círculo vicioso*, o oposto do *virtuoso*. As críticas ao ex alimentam e estimulam a negatividade das pessoas mais próximas. E mais: se você fizer as pazes com o ex-cônjuge algum dia, começando uma amizade verdadeira, terá de prestar contas àqueles amigos e parentes que se acostumaram, graças a você, a acreditar que ele não presta. Saia desse círculo o quanto antes — e, melhor ainda, se esforce para não iniciá-lo.

UMA DANÇA QUADRADA PARA DEIXAR O PROBLEMA REDONDO

O *box step* é um recurso figurativo, descrito no livro de Julie Ross e Judy Concoran *Joint Custody with a Jerk* [*Compartilhando a guarda com um estúpido*], e que também pode ser útil numa negociação pessoal. A idéia é que a comunicação cooperativa possa ser vista como um quadrado. Imagine-se um parceiro de dança de salão: o que você vai fazer é, basicamente, desenhar um quadrado no chão com os pés. O ritmo é o seguinte:

1 dê um passo para trás. Observe a situação. Você poderia, nesse momento, desistir de qualquer diálogo ou mesmo entrar numa discussão, mas isso incitaria o revide da outra partc. Ouça e procure realmente entender o outro lado, lembrando que você ainda não precisa tomar nenhuma decisão.

2 dê um passo para o lado, para o lado do seu ex-cônjuge. Veja se existe algum ponto com o qual você pode concordar. Procure ver quais são os sentimentos, os objetivos e as motivações dele.

3 dê um passo para a frente. Apresente suas idéias da maneira mais clara e concisa possível.

4 dê um passo para o outro lado, completando o quadrado. Feche a sua negociação com um acordo "ganha-ganha" em que ambas as partes são beneficiadas (mesmo que não em 100%), e a grande ganhadora é a criança.

Esta breve história serve de exemplo:

Sara, a mãe de Pedro, ficou surpresa ao atender um telefonema de seu ex-marido, que começou a conversa aos gritos. "Escuta aqui", ele disse, "eu não vou deixar o Pedro andar de bicicleta na cidade. Ele esteve muito bem sem bicicleta até agora e acho que as coisas devem continuar assim."

Lembrando-se do recurso do *box step*, ela não entrou de cara na discussão de um assunto sobre o qual pouco sabia. Em vez disso, Sara deu um passo para trás e apenas ouviu. "Parece que você está bastante preocupado, Jorge, o que está havendo?" "Pedro contou que você prometeu a ele uma bicicleta como presente de aniversário e eu simplesmente não vou deixar. É muito perigoso andar na rua."

Sara então deu um passo para o lado de Jorge, procurando um ponto de acordo. "Eu concordo que é perigoso andar na rua", disse. Em seguida, deu um passo à frente e apresentou seu plano. "Eu pensei em comprar uma bicicleta para o Pedro somente se ele se limitasse a andar no parquinho e de capacete." Nesse momento, Jorge ficou surpreso e disse que não tinha pensado que o combinado poderia ser esse. Foi a deixa para que Sara desse um passo para o outro lado, o seu lado, concluindo a comunicação: "Podemos então concordar que ele pode ter a bicicleta nessas condições?" "Sim, está tudo certo, e obrigado."

Ao usar com Jorge essa ferramenta de comunicação, Sara negociou o presente do seu filho e controlou uma situação que anteriormente teria facilmente evoluído para uma briga.

VARIAÇÕES DE ARRANJOS E ACORDOS PARENTAIS

Acordo parental, como o nome diz, é a maneira escolhida e acordada por pais separados para a criação e educação de seus filhos. Nas guardas compartilhada e alternada (*relembre o Capítulo 2*), existem inúmeras variações de formato. Como em tudo na vida e principalmente na separação, cada caso é um caso. Cada família tem seus valores, suas prioridades e suas limitações. Para se ter uma idéia da variedade de acordos possíveis, há até mesmo a opção do arranjo de ano alternado, quando a criança alterna anualmente sua moradia entre a casa da mãe e a casa do pai. Na verdade, o rigor da divisão de horas de convívio das crianças com o pai e com a mãe ou o esquema das transições são menos importantes do que a clareza e a positividade do acordo.

É fundamental que a função de cada um dos pais fique bem clara, mas é igualmente importante a flexibilidade para aceitar possíveis mudanças futuras. Os especialistas recomendam, também, que todo arranjo de guarda seja revisto periodicamente, quando as atividades, os *hobbies* e os desejos das crianças devem ser reavaliados. É provável que uma mudança ou outra precisem ser feitas para que o esquema atenda melhor às necessidades dos filhos. No caso de crianças pequenas e bebês, o tempo ideal de revisão é de dois em dois anos, já que as mudanças ocorrem rapidamente nessa fase. Para os filhos de idade mais avançada, quatro a cinco anos costuma ser um bom intervalo.

Mesmo depois de combinada e esquematizada a guarda, é importante que as crianças tenham, por exemplo, a liberdade de ligar para o pai, da casa da mãe, e vice-versa. Por mais organizada que seja a guarda, ela jamais controlará a saudade. Da mesma forma, os pais também devem estar sempre abertos às mudanças de planos — elas acontecem quase sempre.

DICA PARA O FUTURO: AO SE ENCONTRAR COM O EX-CÔNJUGE PARA REVER A GUARDA, RESTRINJA A DISCUSSÃO ÀS NOVAS NECESSIDADES DO SEU FILHO, EVITANDO TRAZER À TONA FERIDAS DO PASSADO.

como propor mudanças nos planos acordados com seu ex-cônjuge

- ❑ Primeiramente, comunique a ele ou ela que você gostaria de discutir a possibilidade de uma mudança nos planos. Não se esqueça de que se trata, antes de tudo, de um favor: você não está na posição de exigir nada.
- ❑ Seja o mais claro e objetivo possível no que diz respeito à mudança, explicando o que ela tem a acrescentar na vida do filho de vocês.
- ❑ Antes de propor a mudança, pare um pouco e considere os interesses da outra pessoa. Quais seriam suas objeções se seu ex-cônjuge lhe pedisse a mesma coisa?
- ❑ Faça seu pedido de forma clara e mostre consideração ao ex-cônjuge.
- ❑ Esteja pronto para ser flexível também, quando chegar a hora. Não saia de casa sem um plano B. É possível que seu ex-cônjuge ofereça uma variação para a sugestão posta em pauta. Na realidade, pode até ser que essa nova versão seja ainda melhor do aquilo que você propôs. Lembre-se de que duas cabeças costumam pensar melhor do que uma.
- ❑ Não espere até o último minuto para apresentar sua idéia.
- ❑ Dê ao outro pai tempo para ver se a mudança poderá ser mesmo aceita. Não exija uma resposta imediata.

- ❑ Assegure-se de que os dois compreendem todas as implicações da mudança proposta.
- ❑ Agradeça ao ex-cônjuge por considerar a discussão sobre a possível mudança — mesmo que a mudança não tenha sido acertada no final das contas.

Você também pode, nesse ponto, colocar mais uma vez em prática os oito passos da tomada de decisão. Vamos imaginar a seguinte situação: você ganhou dois dias de folga do seu chefe e quer aproveitar a chance para viajar com seus filhos, usando as duas folgas e o final de semana. O problema é que esta não é a sua semana de ficar com as crianças. Mas as folgas não têm datas negociáveis, portanto você terá de pedir ao ex-cônjuge uma alteração na agenda. Siga então os 8 passos:

1 defina qual o problema e o que precisa ser decidido. Você ganhou dias de folga extra e quer passá-los com seus filhos, e para isso precisa da autorização da mãe deles.

2 especifique seus objetivos. Você precisa conseguir alterar a agenda da guarda compartilhada sem criar problemas com o ex-cônjuge. É melhor falar pessoalmente ou por telefone? E com quanto tempo de antecedência?

3 crie alternativas. Se o ex-cônjuge não liberar os dois dias da semana antes do sábado e do domingo, que tal fazer uma viagem mais curta ou programar um passeio? Você também pode aproveitar a sua folga para resolver problemas pendentes, e assim ter mais tempo para eles nos seus dias oficiais — ou mesmo escolher comprar novos brinquedos,

livros e outras coisas que, por falta de tempo, sempre ficam para depois.

4 entenda as conseqüências. Se o seu ex-cônjuge aceitar abrir uma exceção, saiba que também chegará a sua vez. Você, da mesma forma, estará aberto a abrir mão de algum dos seus dias "oficiais" com as crianças?

5 aceite suas perdas. É possível que você não consiga ter dois dias a mais de convivência com os seus filhos — mas eles não vão deixar de amar você por causa disso.

6 esclareça suas incertezas. Esse pedido pode causar problemas para você? Se você forçar uma situação, será que seu ex-cônjuge pode até entrar em contato com o advogado por conta disso? Nesse caso, o que pode acontecer? Quais seriam os conselhos do seu advogado? E o que seus filhos acham da idéia de passar esse tempo extra com você?

7 avalie sua tolerância a riscos. Uma resposta negativa pode trazer conseqüências importantes. Se você e seu ex-cônjuge andavam em bons termos, é possível que a recusa em aceitar a exceção estremeça o relacionamento de vocês. Se a relação já não estava boa, é bem provável que ela piore. Você está disposto a mexer nesse equilíbrio?

8 considere as decisões em cadeia. Pedidos como o seu poderão vir do outro lado na primeira oportunidade, deixando você na situação de abrir ou não mão de determinado acordo. E, ao negar determinado pedido, esteja preparado para uma ou outra retaliação.

DICAS PARA CONSEGUIR ÊXITO NA GUARDA COMPARTILHADA

A guarda compartilhada exige trabalho em conjunto, o que pode ser difícil para aqueles pais que ainda não conseguiram reduzir o nível de conflito entre si. Falta paciência e sobra agilidade na hora de apontar as falhas do outro. Se você anda nesse estágio, não desista. Para os pais em alto conflito os ganhos podem parecer pequenos, mas a médio prazo eles valerão a pena.

Veja algumas dicas elaborados por Elizabeth Thayer e Jeffrey Simmerman, para alcançar o sucesso na guarda compartilhada:

- ❑ Tente valer-se o menos possível de advogados e intervenções legais na hora de resolver um problema.
- ❑ Cordialidade e civilidade são as palavras de ordem para interagir com o ex-cônjuge.
- ❑ Tente manter uma comunicação não-conflituosa, em bases regulares.
- ❑ Treine a habilidade para participar de atividades e eventos relacionados à criança lado a lado com seu ex-cônjuge, dispensando as alfinetadas usuais.
- ❑ Decisões sobre assuntos-chave ou problemas triviais do cotidiano devem ser feitas em conjunto e com cooperação mútua.
- ❑ Busque mais flexibilidade caso haja necessidade de o ex-cônjuge mudar alguns planos da guarda.
- ❑ Apóie e ajude o outro pai quando este precisar.

Como você já deve ter percebido, estar aberto a mudanças também significa estar disposto a manter um relacionamento saudável com o ex-cônjuge. Por isso, é hora de estender a bandeira branca e direcionar sua energia para a construção de uma convivência pacífica.

SUGESTÕES DE REGRAS COMUNS PARA A EDUCAÇÃO EM AMBOS OS LARES

Podemos considerar a guarda compartilhada como uma dupla cidadania para a criança. Quando ganha dois passaportes, a criança torna-se livre para transitar por países de mesmos princípios, mas Constituições diferentes. O consenso da realidade pós-moderna, afinal, é a possibilidade da convivência das diferenças. Entre as casas do pai e da mãe, assim, podem e devem existir algumas regras de mesma base. Mas elas serão, inevitavelmente, operacionalizadas de maneiras diferentes. O que importa é que os países — e os pais — não estejam em guerra, porque, nesse caso, pisar em território inimigo já é uma traição.

As regras básicas desses dois "países" poderiam ser, por exemplo, as seguintes:

1 não punir as crianças com qualquer tipo de violência física.

2 manter os horários de ir para cama sempre parecidos e regulares nas duas casas.

3 estimular a dedicação ao estudo.

4 ensinar o respeito ao próximo.

5 não permitir o uso de linguagem vulgar e palavrões.

6 respeitar os horários das refeições.

7 não permitir maus-tratos em animais.

8 ensinar o valor do dinheiro.

9 ensinar valores morais, como, por exemplo, não roubar.

10 proporcionar lazer e estimular a sociabilização das crianças.

CRIANDO UMA CARTA DE INTENÇÕES

Para que os pais se lembrem sempre de que o objetivo primordial da guarda é o bem-estar dos filhos, alguns psicólogos também sugerem a criação de uma "carta de intenções". Sem valor legal, esse documento serve apenas para firmar o compromisso de colaboração mútua. Por meio dele, os pais se comprometem, por exemplo, a não sabotar o relacionamento dos filhos com o ex-cônjuge, *nunca* fazê-los escolher entre o pai ou a mãe ou envolvê-los em suas divergências. A necessidade de colocar questões como essas no papel não deve ser vista como um insulto pelo outro pai. Caso um dos lados se sinta ofendido, como se essas premissas fossem "óbvias" demais para precisarem de um documento, não hesite em usar este livro como desculpa. Para todos os efeitos, não é você quem está propondo a redação desta carta, é o *Manual de mães e pais separados*. Essa dica, aliás, vale para todos os momentos deste livro. Sempre que um dos lados receber mal uma idéia ou sugestão para melhorar o relacionamento da família, use o manual como escudo. Foi mesmo para lhe ajudar e proteger que ele foi criado. Veja um exemplo de carta de intenções:

> *"Comprometo-me a fazer o máximo para apoiar a relação parental de (nome do ex-parceiro) com nossos filhos. Para tanto, não os submeterei à escolha entre nós e os deixarei fora de quaisquer divergências que venha a ter com o meu ex-cônjuge, além de não sabotar o relacionamento dele com nossos filhos. Evitarei, de todas as maneiras possíveis, atos como ridicularizar, depreciar e minar a autoridade do meu ex-cônjuge na frente das crianças. Não tentarei fazer com que elas prefiram a mim ao outro pai. Quando nos encontrarmos num impasse, não usarei os filhos para atingi-lo, mas tratarei a questão diretamente com ele. Para o benefício dos nossos filhos, levarei este acordo até as últimas conseqüências. Mesmo que não consiga cumprir todos os pontos de uma só vez, este roteiro irá me guiar para que possamos ajudar nossos filhos a ter um futuro mais saudável e feliz."* Assinatura

Nesse acordo também podem ser incluídas algumas ou mesmo todas as **10 dicas de convivência** já vistas neste capítulo, desde que no momento da assinatura os ex-cônjuges estejam em bons termos. Se o clima ainda estiver tenso, certamente o momento não é adequado para um acordo que depende mais de boas intenções do que de um bom advogado. O objetivo dessa carta é estimular a negociação das diferenças, e não a competição por idéias.

Por isso sugiro que você, que afinal deve estar repleto de boa vontade ao ler este manual, dê o passo inicial na criação desse compromisso. Assuma a responsabilidade pela sua paz e a de seus filhos e tome a iniciativa. O máximo que pode acontecer é você receber um não. Caso isso aconteça, talvez seja a hora de considerar a contratação de um mediador. Além disso, se você não se sente à vontade atuando ao lado do seu ex-cônjuge, há um território neutro possível na guarda alternada (ou paralela). Trata-se, na verdade, de uma espécie de (má) relação de negócios, em que o contato entre os pais é mínimo e cada um dos progenitores desenvolve com a criança um relacionamento à parte, unicamente nos dias estipulados. Nesse caso, a negociação ou a mediação ajudam a esclarecer questões pendentes que o casal pode não ter levado em consideração no primeiro momento, como os contratempos do trabalho de um dos pais ou mesmo dos dois. Esses recursos ajudam a encontrar o plano B quando o pai se atrasa ou mesmo não comparece na sua vez de pegar as crianças. Mais uma vez, lembro que a guarda alternada não é a ideal para a criança. Entretanto, se o diálogo entre os pais é inexistente, a solução é tentar organizar ao máximo a guarda e evitar os atritos. Não dá para ir à justiça toda vez que o pai ou a mãe chegar atrasado à escola. E, quando a relação é de alto conflito, é claro, carta nenhuma terá alguma utilidade.

Depois de assinada, a carta deve ser xerocada para que os ex-cônjuges tenham o mesmo documento sempre acessível. É claro que esse recurso é apenas simbólico, mas pode servir de valiosa diretriz para os pais separados — e bem-intencionados.

eventos e programas infantis: o que deve ser comunicado ao ex-cônjuge

- ❑ A data e o horário dos eventos.
- ❑ Onde, especificamente, o evento irá ocorrer e se a atividade será regular, isto é, irá acontecer sempre no mesmo lugar e no mesmo horário.

- Quem está no comando — o professor, o treinador, seu ex-cônjuge — e quem é a pessoa mais acessível para se inteirar a respeito.
- Qual é o programa e qual o procedimento habitual para os estudos e lições que não podem deixar de ser feitos mesmo nos dias atípicos.
- Como a locomoção será feita e quem será o responsável por ela.
- Quais são os telefones disponíveis caso venham a ocorrer mudanças de plano, como atrasos ou mesmo cancelamento do evento.
- Qual o custo da atividade e como ele será acertado entre os pais.
- Quem estará presente no evento, além das crianças.
- Como o ex-casal deverá se comportar durante o evento.
- O que será comunicado à criança a respeito de todos os tópicos listados.

EXERCÍCIO: preste atenção — de verdade — em seu filho

Busque uma fotografia recente de seu filho. Reserve tempo para estudá-la. Repare nos olhos de seu filho. Em um pedaço de papel, rabisque algumas impressões imediatas que descrevam cada um dos filhos. Especifique o que o faz único e especial. Agora, escreva algumas frases a respeito daquelas que considera serem as maiores necessidades do seu filho. O que você e seu ex-cônjuge precisam proporcionar a ele? Caso vocês só pudessem dar três coisas à criança, quais seriam? Por acaso alguma das suas respostas inclui conceitos relativos a amor, felicidade e compreensão do certo e do errado, a prepará-lo para a vida adulta, a ajudá-lo a superar desafios no futuro? Se a resposta for sim, você não está sozinho. São essas, no final das contas, as expectativas básicas compartilhadas por vários pais — e não somente aulas de judô, boas notas, dinheiro ou prestígio.

EXERCÍCIO: reunindo informações sobre seu filho

Suponha que seu filho seja cuidado por uma só pessoa por pelo menos dois meses no ano. Que informações essa pessoa deve ter? Em um pedaço de papel, liste as informações que considera essenciais. Logo em seguida, faça uma lista das informações que você *gostaria* que o guardião de seu filho tivesse. Essas são informações que você e seu ex-cônjuge trocam rotineiramente? Não? Por quê? Caso você responda que é "porque meu ou minha ex apenas *não* compartilha esse tipo de informação comigo", ainda não está preparado para rever seu comportamento e abrir mão de estar sempre no controle. O melhor a fazer é começar de novo. Se o cuidado do seu filho fosse dado a um guardião durante dois meses, estamos certos de que você o equiparia com tantas informações quantas julgasse necessárias, independentemente do pedido desse guardião. Ia querer, por exemplo, que esse guardião tivesse em mãos as informações que escreveu no papel, ao iniciar o exercício. Pois bem. Para garantir que a criança receba o melhor cuidado possível, é fundamental transformar o canal de comunicação entre os ex-cônjuges em uma via de mão dupla. Isso estabelece um forte elo de cooperação entre os pais.

NÃO SABOTE A RELAÇÃO DE SEU EX-CÔNJUGE COM SEU FILHO

Sobretudo, preserve o prazer de estar com seus filhos, de vê-los crescendo e aprendendo coisas novas a cada dia. Manter uma relação pacífica com o ex-cônjuge vai mantê-lo mais informado sobre eles, e esses momentos de convívio serão cada vez mais prazerosos. Quando os pais trocam informações entre si sobre as crianças, a conexão entre pais e filhos aumenta, as atividades em conjunto ganham mais intimidade e o tempo de convivência dá um verdadeiro salto de qualidade. Manter um canal de comunicação eficaz com o ex-cônjuge é fundamental. E a melhor maneira de fazer isso é construindo uma relação cordial.

Não abrace, nem nos momentos de profunda irritação, o mito de Medéia. Na versão de Eurípedes do mito grego, Jasão abandona Medéia por uma bela princesa. Pensando na vingança máxima, Medéia jura que ele nunca mais veria com vida os filhos que gerara nela. Essa é a maneira de desferir-lhe o mais profundo golpe. Mortos os filhos, Jasão cai em profunda tristeza.

Não estamos insinuando que você seria capaz de tal atrocidade. Não literalmente. Mas sabotar o relacionamento de seu filho com o ex-cônjuge também é matar um pedaço dessa criança, aquele que se identifica e ama o outro pai. Não banque, nunca, a Medéia moderna, ou seu equivalente masculino.

o que passa pela cabeça do seu filho?

capítulo 5

Billy Kramer: Quem vai ler história pra eu dormir?
Ted Kramer: A mamãe.
Billy Kramer: Você não vai mais me dar beijo de boa noite, né, papai?
Ted Kramer: Não, não vou poder. Mas, sabe, eu vou te visitar.
Vai ficar tudo bem, verdade.
Billy Kramer: (chorando) Se eu não gostar, posso voltar pra casa?
Ted Kramer: Como assim não gostar?
Você vai se divertir muito com a mamãe. Verdade. Ela te ama muito.
Billy Kramer: Papai? Não esquece, nunca, se você puder me ligar, tá?
Ted Kramer: Vai ficar tudo bem. Vem, vamos tomar um sorvete.

(Do filme *Kramer vs. Kramer*, 1979)

Não há uma fórmula pronta capaz de responder à pergunta que dá título a este capítulo, já que não existe uma única resposta para ela, mas tantas quantas bastem para equivaler à soma das diferentes crianças vindas de lares divorciados. Cada caso é um caso, e cada casa, uma casa. Nesse sentido, não seria prudente defender qualquer tese sobre o que é certo ou errado para o seu filho e para a sua situação. Entretanto, é possível prever alguns padrões comportamentais infantis a partir de dados como o gênero e a idade do seu filho e até mesmo o perfil de separação no qual mais se enquadra a sua experiência. O que é verdade para uma criança de 8 anos não necessariamente o será para outra de mesma idade, é claro, porém é mais fácil agrupar semelhanças na reação de ambas do que entre os adolescentes, por exemplo.

Se é proibitivo ter 100% de certeza no que diz respeito à resposta em particular do seu filho à separação – até porque, pegando emprestada a ironia do cineasta Woody Allen, "94,5% das estatísticas são forjadas" –, ao mesmo tempo é possível afirmar que algumas pesquisas revelam, com as devidas exceções que servem para autenticar uma regra, certas reações em comum entre crianças com históricos familiares parecidos.

O que falaremos daqui por diante não deve ser encarado como um mapa, mas, quem sabe, como uma espécie de bússola. Em vez de coordenadas exatas, proponho direções orientadas por especialistas da área. Caberá somente a você determinar se elas são ou não o melhor atalho quando o assunto é a educação de seu filho no pós-separação.

Por mais habitual que tenham se tornado as separações, ainda não há muitos estudiosos prontos para lhe dizer exatamente o que fazer. Por outro lado, há pessoas demais — e próximas demais — se intrometendo e acreditando saber o que é melhor para você, seu filho e sua família.

A separação é um período delicado da vida, e, por isso mesmo, nele você fica muito sensível à opinião do outro: sua mãe, sua sogra, seu amigo. É preciso, contudo, ter em mente que mesmo as pessoas que agora se mantêm firme ao seu lado estão, de alguma forma, envolvidas sentimentalmente na questão. Não que elas lhe queiram mal, ou que você deva fechar-se categoricamente às opiniões daqueles que acompanharam todos os passos da crise do seu casamento. Mas, a princípio — ou mesmo *por* princípio —, essas são as mesmas pessoas que farão questão de relembrar todos os momentos em que elas ofereceram os ombros para as suas mágoas.

Na verdade, o fato é que seu próprio mal-estar já pode ter contaminado a visão dos mais próximos sobre a questão em debate. Então você pode esperar tudo dessas pessoas, menos imparcialidade. Não é hora de ouvir apenas o que se quer ouvir. Não é assim, ao menos, que você poderá ajudar seu filho.

COMO CONTAR PARA AS CRIANÇAS?

Imagino que você já deve ter sentido algumas vezes aquele frio na barriga só de pensar nessa tarefa inevitável. Ninguém acha fácil se colocar na cena em que é obrigado a dizer à criança as seis palavras que você acha que ela menos quer ouvir: "Papai e mamãe vão se separar." Possivelmente, só o fato de pensar nessa sensação incômoda já o levou a adiar a decisão algumas vezes. Assim, o melhor a fazer é remover de uma vez por todas esse espinho. Se puder, faça antes um exercício de visualização, imaginando os detalhes do encontro e de toda a conversa, considerando as mais prováveis reações do seu filho (*veja exercícios de visualização no Capítulo 5*).

Os psicólogos recomendam que a decisão da separação seja contada às crianças assim que possível. Manter o assunto em segredo por muito tempo pode trazer conflitos para o pacto de lealdade entre vocês. As crianças são mais espertas do que se imagina e provavelmente já perceberam algo de estranho no ar. O ideal, aqui, é que pai e mãe estejam juntos na hora de falar com a criança. Nessa reunião, considere as seguintes recomendações:

8 RECOMENDAÇÕES FUNDAMENTAIS PARA FALAR COM SEU FILHO SOBRE A SEPARAÇÃO

1 não dê mais do que uma razão para a separação.

2 não demonstre culpa.

3 enfatize que seu filho não é, de maneira alguma, a causa da separação.

4 diga que vai continuar cuidando dele e o amando, afinal ele agora passa a ser a parte mais importante da nova família.

5 descreva as coisas que vão continuar sendo as mesmas e aquelas que vão mudar.

6 se a criança for mais velha, é permitido falar sobre o que foi feito para tentar salvar o casamento. Em todos os casos, ela deve ter espaço para demonstrar o que sente sobre a questão.

7 as perguntas também devem ser encorajadas. Dúvidas não resolvidas fazem com que as crianças produzam explicações por conta própria e imaginem razões ainda piores do que as verdadeiras. Quando um dos pais sai de casa, por exemplo, não raro os filhos imaginam que ele está muito doente e precisou viajar para fazer um tratamento.

8 não dê a notícia um dia antes de viajar ou num domingo à noite, sabendo que no dia seguinte você passará o dia todo fora no trabalho. Prefira a sexta-feira, que lhe dará a oportunidade de estar disponível para as dúvidas, angústias e medos que provavelmente povoarão a mente da criança. É muito importante estar por perto nos dias que se seguem ao comunicado. Se puder, tire férias de uma semana ou 15 dias.

Alguns autores, como Wallerstein e Blakeslee, recomendam até que, ao anunciarem a separação, os pais combinem um prazo para a próxima reunião, quando eles reforçarão a decisão tomada. Essa tática inibe o processo de negação e evita as freqüentes fantasias infantis de que tudo não passou de um pesadelo ou de um mal-entendido e que logo as coisas vão voltar a ser como antes. Além disso, duas sessões reforçam a idéia do encontro familiar, que pode terminar com um lanche ou qualquer atividade que simbolize a permanência da família.

No segundo encontro, façam um resumo do que foi falado no primeiro. Perguntem do que as crianças se lembram e falem sobre os novos acordos — essa é a hora dos detalhes. É importante que as crianças tenham certeza de que vocês irão mantê-las informadas. Reservem tempo para comentários e perguntas e, dependendo da reação, digam o quanto estão orgulhosos por elas terem compreendido a situação. E um último conselho: deixem claro que a separação não afeta as expectativas quanto ao rendimento escolar ou ao padrão moral da família.

É importante que você e seu ex-cônjuge se preparem para esse momento de diálogo. Saiba que você pode encará-lo como uma negociação, em que seu objetivo é minimizar o desconforto e estresse de seus filhos. Para isso, lembre-se dos pontos fundamentais da negociação:

1 defina exatamente qual é o problema e o que precisa ser decidido.
2 especifique seus objetivos.
3 crie alternativas.
4 entenda as conseqüências.
5 aceite suas perdas.
6 esclareça suas incertezas.
7 avalie sua tolerância a riscos.
8 considere as decisões em cadeia.

Para sua melhor preparação, seguem algumas perguntas que podem fazer parte dos questionamentos de seus filhos. Saber a resposta é fundamental para o item 6 ("Esclareça suas incertezas"). É natural que sua maior incerteza esteja relacionada à reação do seu filho e às conseqüências da sua conversa com ele. Portanto, quanto melhor você se preparar, maior será o seu controle sobre essa "negociação". É importante também que o casal combine o conteúdo das respostas para que a conversa não soe desafinada. Ao discutir esses pontos, o casal deve criar alternativas (3), entender as conseqüências (4), considerar as decisões em cadeia (8). Pense bem sobre a sua tolerância a riscos (7) e entenda, antes dessa conversa, que as perdas existem para todos (5).

como a idade influencia os níveis de entendimento da criança sobre a separação:

crianças de 0 a 1 ano – Não têm nenhuma compreensão sobre o que está acontecendo.

crianças de 2 a 3 anos – Entendem que um dos pais não mora mais na mesma casa, mas não conseguem entender o porquê.

crianças de 3 a 6 anos – São capazes de perceber que os pais estão brigando, enraivecidos e magoados um com o outro e até que vivem em casas diferentes, porém ainda têm dificuldade de entender a razão de toda a mudança.

crianças de 6 a 10 anos – Começam a entender o significado da separação. São, por exemplo, capazes de associar que papai e mamãe não se amam mais e, portanto, não querem viver mais na mesma casa.

pré-adolescentes e adolescentes – Já estão aptos a compreender o que a separação significa, mas não necessariamente a aceitá-la.

ALGUMAS DAS PERGUNTAS QUE FILHOS EM DIFERENTES FASES DA VIDA COSTUMAM FAZER SOBRE A SEPARAÇÃO

CRIANÇAS

- ❑ QUEM IRÁ TOMAR CONTA DE MIM?
- ❑ EU SEREI DEIXADO SOZINHO?
- ❑ ONDE IREI MORAR A PARTIR DE AGORA?
- ❑ EU AINDA VOU PODER ESTAR COM VOCÊS DOIS?
- ❑ O QUE ACONTECERÁ QUANDO EU ESTIVER DOENTE?
- ❑ NÓS IREMOS MORAR NA MESMA CASA?
- ❑ QUEM IRÁ ME ALIMENTAR?
- ❑ VOCÊS CONTINUARÃO A SER MINHA MÃE E MEU PAI?
- ❑ EU PODEREI CONTINUAR VIVENDO COM MEUS IRMÃOS?
- ❑ E QUANTO AO MEU ANIMAL DE ESTIMAÇÃO, PODEREI FICAR COM ELE?
- ❑ ONDE PAPAI IRÁ MORAR?
- ❑ QUEM IRÁ TOMAR CONTA DELE?

ADOLESCENTES

- ❑ COMO E O QUE DEVO FALAR AOS MEUS AMIGOS?
- ❑ EU TEREI DE ME MUDAR APÓS A SEPARAÇÃO?
- ❑ EU TEREI DE IR À NOVA CASA DO MEU PAI TODOS OS FINAIS DE SEMANA?
- ❑ PODEREI CONTINUAR NA MINHA ESCOLA?
- ❑ POR QUE VOCÊ ESTÁ FAZENDO ISSO COMIGO?
- ❑ MEUS AMIGOS PODERÃO CONTINUAR A DORMIR NA MINHA CASA?
- ❑ QUEM IRÁ ME APANHAR DEPOIS DA AULA DE NATAÇÃO, INGLÊS, FUTEBOL, ETC.?
- ❑ POR QUE VOCÊS NÃO PODEM APENAS TENTAR RESOLVER O PROBLEMA QUE TÊM?
- ❑ POR QUE VOCÊ NÃO PENSA EM ALGUÉM ALÉM DE VOCÊ MESMO?

QUANDO CONTAR SOBRE A SEPARAÇÃO?

Não existe o momento ideal para falar sobre a separação, assim como não existe *mundo* ideal. Depende da família, da disposição dos pais em cooperar, do temperamento dos filhos.

Mas, se não há regra quanto ao melhor momento de se separar e contar a decisão para os filhos, ao menos as conseqüências no comportamento dos pequenos são, até certo ponto, previsíveis. Mais adiante você conhecerá as principais reações e os possíveis problemas que as crianças podem desenvolver de acordo com a idade. Mas, antes, é hora de se sentar com seu ex-parceiro e conversar sobre a melhor forma de se relacionar com o filho de vocês após lhe contar a notícia.

Onde e quando contar? E ainda, vocês serão capazes de fazê-lo juntos? Nesse caso, conseguirão manter o controle sem reviver os motivos que os levaram a chegar a essa situação? Por mais que os pais representem, por motivos óbvios, a fração madura da matemática familiar, às vezes o choque da separação é tão intenso – e a mágoa acumulada ao longo dos anos tão presente – que mesmo dez minutos em um mesmo recinto com o ex-cônjuge podem parecer suficientes para provocar uma briga. E o que você menos quer, acredito, é fragilizar ainda mais seu filho. Não é preciso se recriminar pela falta de controle. Mas procure se preparar para a reunião com as crianças levando em conta, também, os seus próprios sentimentos em relação à separação.

Como já era de esperar, crianças e adolescentes tendem a receber a notícia da separação de forma bastante distinta. Contudo, ambas as faixas etárias são capazes de lidar melhor com a separação se forem postas a par sobre o que devem esperar dali em diante. Não deixe que sua criança acorde em um belo dia e descubra que um dos pais não irá mais se sentar à mesa do café-da-manhã. Que ele se foi para sempre, como num passe de mágica. Os mais novos podem desenvolver paranóias que, embora pareçam exageradas ou simplesmente insensatas para você, fazem muito sentido na mente da criança naquela fase.

De todas as emoções, a ansiedade parece ser a que fala mais alto em um primeiro momento. Por que meu pai se mudou? Por que minha mãe está arrumando a mala? Alguém mais vai partir? Todos vão partir? Não deixe espaço em branco para que seu filho preencha as lacunas com suas próprias deduções. A separação deve ser contada a partir do momento em que o casal está seguro da firmeza da decisão. O ideal, mais uma vez, é que pai e mãe estejam juntos na hora. Reafirmar não só com palavras, mas também com gestos e atitudes que os pais continuarão participando efetivamente da vida do filho é fundamental para que ele deixe de lado o medo do abandono. Logo, a maneira como você irá conduzir essa primeira conversa terá impacto especialmente expressivo sobre as dificuldades que as crianças terão de enfrentar.

No caso dos mais velhos, o provável é que o filho já tenha percebido o clima estranho entre os pais. Às vezes, o próprio jovem pode ter discutido e participado da decisão ao lado dos dois. Ficará abalado, talvez, mas não surpreso. Não raro, amigos passaram pela mesma experiência em seus respectivos lares. Mas tenha certeza de que não será mais fácil para ele só porque "muitas famílias passam por isso". Além do mais, não espere que ele se abra de imediato. Adolescentes, em geral, não virão à procura. Dessa faixa etária, espere humores inconstantes e emoções à flor da pele, com súbitas explosões de raiva ou crises repentinas de choro sem motivos aparentes. Mantenha-se alerta: em geral, o anúncio da separação afeta o adolescente de forma muito mais densa do que parece. E o mais provável é que ele mesmo não esteja consciente disso. Você deve se lembrar da sua adolescência, quando tentava construir sua identidade numa espécie de limbo entre a infância e a vida adulta. Às voltas com cirandas hormonais e mudanças por todo o corpo, o adolescente filho de pais separados vê ruir o que deveria ser a mais sólida estrutura na sua mente: a família. Por mais que ele desafiasse a disciplina e as regras da casa, afinal, era como se ele soubesse, lá no fundo, ainda não estar preparado para traçar seus próprios limites. E não está mesmo.

Seja honesto. Se o jovem acredita que seus pais vêm censurando uma novidade tão importante nas suas vidas, concluirá que eles não o vêem como alguém confiável a quem se pode contar a verdade. A iniciativa, por isso, terá de partir de você.

MUDANDO COM AS MUDANÇAS

Imagine que a separação é um furacão. Num primeiro momento, vidas inteiras são abaladas. Negócios entram em colapso. Prédios desmoronam. Sistemas dão pane. Passado certo tempo, contudo, as coisas acabam voltando ao normal. Não é possível recuperar a cidade à imagem e semelhança do que ela já foi no passado, mas também não se pode dizer que as novas construções serão piores ou melhores. Serão apenas diferentes. Pois, assim como o desastre natural, a separação deixa rastros de destruição por onde passa, levando quem está no olho do furacão a crer que, se o fim do mundo existe, nunca se esteve tão próximo dele.

Mas a vida continua. Está na hora de reunir os cacos, fazer os remendos e prestar os primeiros socorros às vítimas. Se o edifício X foi o primeiro a ser arrasado, por que reerguê-lo no mesmo lugar? E a ponte Y, não seria hora de procurar uma nova tecnologia para fortalecer seus alicerces? Com a separação também é mais ou menos assim.

A verdade é que dificilmente seu filho será o mesmo. E é bastante improvável que você, também, volte a ser o pai ou a mãe que já foi um dia. Você pode até se tornar um pai ainda mais dedicado, mas o será de maneira diferente. Por isso, todo cuidado é pouco. Aqui estão algumas dicas para lidar com pontos cruciais da questão não somente no período da separação, mas também nos muitos anos que a seguirão. Como você a esta altura já sabe, não se trata de um fim e sim de mais um começo. A crise pode até ser limitada, mas a batalha é contínua e envolverá pais e filhos ao longo dos anos. É, acima de tudo, uma nova chance.

Não há nada mais natural, acredito, do que um pai colocar as preocupações com o filho acima do seu próprio bem-estar. Mas também não é necessariamente positivo. Boas intenções, afinal, podem pavimentar o caminho de verdadeiros infernos familiares: casais que não suportam sentar-se à mesa de jantar sem a usual troca de farpas, lares em permanente pé de guerra, famílias que há muito já extenuaram todas as possibilidades de convivência. Assim, confiar na manutenção de um casamento falido apenas em prol da criança ou do adolescente não garante, em instância alguma, a felicidade deles.

Volta e meia, topamos com casais do gênero. Que alimentam a imagem de uma relação aparentemente agradável apesar do desgaste evidente da união. Que mantêm casos extraconjugais, desde que discretos, apenas para poder continuar com a pessoa, carregando uma válvula de escape a tiracolo. Que se conformam com uma vida sexual e amorosa limitada para não demolir a fachada cuidadosamente construída tijolo a tijolo, ano após ano. Falando assim, parece difícil topar com alguém disposto a submeter-se a tamanha miséria emocional, pelo menos voluntariamente. Mas não é.

Os tempos, porém, são outros. Vestir com uma nova capa de significado a expressão "enfim, sós" e compreender que a separação é, antes do epílogo, apenas um novo capítulo na história da família é perceber que um final feliz ainda é possível. E até mesmo provável. Resta, agora, juntar as peças para montar um quebra-cabeça que muitos casais à beira da separação encontram grande dificuldade de resolver: a reação de seu filho. Afinal de contas, o que esperar deles após a separação?

O QUE ESPERAR DOS FILHOS?

Às vezes, os pais têm enorme dificuldade em administrar as dúvidas que povoam a mente de seus filhos durante a separação. Uma técnica que costuma dar resultados é insistir em que o medo que a criança alimenta de que um de vocês desapareça de sua vida é simplesmente injustificável. Converse sempre com seu filho e garanta que, enquanto ele estiver sob seus cuidados, você não poderá deixá-lo por mais de alguns dias (estabeleça um número de acordo com a idade das crianças – dois dias para crianças pequenas e até uma semana para adolescentes, por exemplo), e que mesmo nesses dias vocês se falarão por telefone. Se papai vai se mudar, assegure que a criança não o perderá, isto é, que continuará a vê-lo com regularidade. Ele pode ter saído de casa, mas jamais da vida dele. A criança precisa ouvir isso.

Aí se infere a questão da guarda. Não dá para negar o risco de afirmar ao filho que ele terá acesso ao outro cônjuge "sempre que quiser". A questão, infelizmente, é mais complicada. Antes, para estar com o seu filho, bastava dar dois passos e encontrá-lo assistindo TV na sala ou jogando no computador do quarto. Mas agora tudo é diferente. As exceções podem ser permitidas aqui e ali, mas a verdade é que nem você nem seu ex-cônjuge estarão muito dispostos a abrir mão da companhia do filho.

Não deixe que a situação escape ao seu controle. Flexibilize. Entrar na disputa pelo número máximo de horas com o filho não necessariamente representa o melhor para ele. Se a separação chegar às instâncias de um tribunal, não force seu filho a tomar partido. Poucos pais e menos ainda advogados compreendem que o tempo passado com uma criança, quando determinado pela justiça, não é de grande valor para a criança. Caso você ambicione conquistar o amor e respeito dela, terá de batalhar para isso e não se apoiar numa mera ordem legal. Já no caso dos mais velhos, é recomendável discutir o assunto às claras. Eles não podem sentir que seus interesses estão sendo negligenciados e que não têm influência alguma sobre algo que irá definir sua vida.

Para ajudar você na relação com seus filhos, listamos alguns cuidados, adaptados do trabalho de Nicholas Long e Rex Forehand:

COMENTÁRIOS INFANTIS E O DIÁLOGO DA CRIANÇA COM O EX-CÔNJUGE: 8 CUIDADOS EXTRAS

1 reflita cuidadosamente antes de contar ao seu filho algo que não deseja que seu ex-cônjuge saiba. Não peça a ele para guardar segredos.

2 deixe claro para a criança que ela pode conversar com o pai ou a mãe sobre qualquer coisa que ela quiser.

3 combine com o ex-cônjuge que não se costurem amarras para o que o filho pode ou não falar com o outro lado.

4 novamente, evite criticar seu ex-cônjuge na frente dos filhos.

5 lembre-se de ter cuidado com a escolha de palavras quando discutir com o ex-cônjuge e seu filho estiver próximo.

6 nunca discorra sobre sua hostilidade e insatisfação com o outro pai na frente das crianças, direta ou indiretamente.

7 se você descobrir que o ex-cônjuge está falando mal de você para o filho, não adote a estratégia de combater fogo com mais fogo. Busque contatar seu ex-cônjuge e esclareça que o

melhor para a criança, que já está atravessando um momento complicado em sua vida, é não ter mais esse peso para carregar nas costas.

8 se mesmo assim o outro lado não cessar o fogo, converse com o filho a respeito de que ele mesmo faça a intervenção: sempre que a crítica vier do outro lado, peça a ele para mostrar seu incômodo e relatar sua tristeza.

DIMINUA AS DÚVIDAS DE SEUS FILHOS SOBRE AS MUDANÇAS

Neste exato momento, seu filho deve ter uma série de perguntas que não consegue responder. Como serão as coisas de agora em diante? Quem fará meu almoço? O que será do papai agora que ele saiu de casa? Ele foi embora para sempre? Todos vão me deixar mais cedo ou mais tarde?

O rol de perguntas pode ser interminável. As dúvidas podem até variar de idade para idade, mas nem por isso elas vão deixar de existir. Pois um mar de incertezas pede um porto seguro: você. Por algum tempo, desde que a idéia da separação começou a tomar forma em sua mente, é bem capaz que sua relação com o ex-cônjuge esteja de tal maneira consumida por sentimentos de raiva, torpor e tristeza que pouco tempo tenha sobrado para prestar atenção às conclusões que seu filho anda tirando por conta própria. Para lidar com isso, o diálogo será uma regra de ouro. Conversar sobre o que está acontecendo tanto com você quanto com seu ex-cônjuge é o primeiro passo para cortar as asas da imaginação infantil.

Embora a criança nem sempre expresse o receio de ser abandonada pelos pais, esse é, geralmente, um dos primeiros medos que se instala com a consumação da separação. Se papai saiu de casa, o que impede que ela seja a próxima da fila, afinal? Ora, a mamãe está triste e, por mais que se esforce, nada do que faz parece ser capaz de ajudá-la a melhorar. Talvez os pais não a queiram mais. Como você já sabe, a sensação é particularmente forte nos mais novos. A insegurança entra em cena e pode, futuramente, evoluir em episódios de agressividade e depressão.

É bastante razoável imaginar qual foi o primeiro pensamento que passou por sua cabeça ao ler o último parágrafo. Como pai, você crê que a hipótese que circunda a mente de seu filho é absurda. Abandoná-lo nunca foi uma opção. A idéia é simplesmente estapafúrdia demais para encontrar qualquer porta aberta em sua mente. A partida inesperada de um dos pais, todavia, é tema de muitos pesadelos infantis.

Crianças pequenas não têm muita noção do tempo. Quando o pai não aparece no fim de semana, por exemplo, elas podem imaginar que nunca mais o terão de volta. Portanto, principalmente no começo, até elas se acostumarem à idéia, é aconselhável manter contato diário. Dê ao menos um telefonema ou tire proveito das tecnologias disponíveis quando estiver fora da cidade. Uma *webcam* ou até mesmo um fax pode ser de grande serventia nesse momento (para os pequenos, vale desenhar um coração num papel, com frases de carinho — a criança se sentirá querida). Você pode fazer um acordo com seu ex-cônjuge sobre a possibilidade dessa "visita virtual" sempre que necessário ou com certa regularidade, caso exista a necessidade de viagem ou deslocamento. Em alguns casos, acredito que esse ponto deva até mesmo ser colocado em contrato ou nos acordos de separação. Enquanto as crianças não puderem lidar sozinhas com a internet, por exemplo, precisarão da ajuda de um adulto para a conexão.

É preciso deixar claro que a criança nada teve a ver com a decisão tomada pelo casal. E, nesse sentido, a melhor forma de contornar essa insegurança é garantir que ela não será em hipótese alguma excluída da vida de nenhum dos pais, e isso da forma mais objetiva possível: dizendo o que ela deve esperar no pós-separação.

Para Elizabeth S. Thayer e Jeffrey Simmermam, pequenos cuidados podem prevenir problemas ao falar com o filho sobre a separação:

DE MALAS PRONTAS:

FALANDO COM A CRIANÇA SOBRE A TRANSIÇÃO

FALE SOBRE A TRANSIÇÃO DE FORMA OBJETIVA

A TRANSIÇÃO NÃO É OPCIONAL E NÃO DEVE SER TRATADA COMO TAL. É ESSENCIAL QUE OS PAIS DEIXEM CLARO QUE A EXPECTATIVA É QUE O FILHO VÁ PARA A CASA DO EX-CÔNJUGE NOS HORÁRIOS E DATAS PREVIAMENTE COMBINADAS.

APÓIE A RELAÇÃO DA CRIANÇA COM SEU EX-CÔNJUGE

AS CRIANÇAS PRECISAM SE SENTIR LIVRES PARA ESTAR COM QUALQUER UM DOS PAIS SEM CULPA. A SEPARAÇÃO NÃO FAZ COM QUE A FAMÍLIA DEIXE DE EXISTIR. PELO CONTRÁRIO, MUITAS VEZES OS LAÇOS SÃO REFORÇADOS DEPOIS DA SEPARAÇÃO.

ASSEGURE À CRIANÇA QUE VOCÊ ESTÁ BEM

NÃO DEIXE QUE SEU FILHO VÁ DA SUA CASA PARA A CASA DO EX-CÔNJUGE CARREGANDO NOS OMBROS A PREOCUPAÇÃO COM SEU BEM-ESTAR. EVITE REPETIR EXAUSTIVAMENTE À CRIANÇA QUE VOCÊ IRÁ SENTIR SUA FALTA E SE PREOCUPAR QUANDO ELA ESTIVER FORA. DESSA FORMA, VOCÊ ACABA COLOCANDO-A NO PAPEL DE PAI, UMA VEZ QUE ELA SE SENTIRÁ NA OBRIGAÇÃO DE TOMAR CONTA DE VOCÊ.

DÊ TEMPO PARA A CRIANÇA SE PREPARAR

AS CRIANÇAS FACILMENTE SE ENVOLVEM NA ATIVIDADE DO MOMENTO, SEJA UMA BRINCADEIRA COM O VIZINHO, SEJA UM PROGRAMA QUE ESTEJA PASSANDO NA TELEVISÃO. PORTANTO, QUANDO A HORA DE IR PARA A OUTRA CASA SE APROXIMAR, É BOM AVISAR AO FILHO PARA QUE ELE SE APRONTE. ISSO DARÁ TEMPO PARA ELE SE PREPARAR EMOCIONALMENTE PARA A MUDANÇA, ENCERRANDO SUA ATIVIDADE COM MAIS CALMA.

INCENTIVE A CRIANÇA A APROVEITAR O TEMPO COM O PAI OU A MÃE

MUITOS FILHOS DE PAIS SEPARADOS TÊM UMA RECLAMAÇÃO EM COMUM: A DE FREQÜENTEMENTE SE SENTIREM COMO "BAGAGENS" NAS MÃOS DOS PAIS. POIS, NESSE VAIVÉM ENTRE UMA CASA E OUTRA, MUITOS PAIS, AO TRANSPORTAREM OS FILHOS PARA A CASA DO EX-CÔNJUGE, PODEM CONSTRUIR A SENSAÇÃO DE QUE ELES ESTÃO APENAS *VISITANDO* O OUTRO PAI. ESTIMULE A CRIANÇA A APROVEITAR AO MÁXIMO A ESTADA COM O OUTRO PAI. CERTAMENTE, ELA NÃO SE SENTIRÁ BEM EM TER DE ESCONDER QUE TEVE UMA TARDE ÓTIMA COM O PAI OU QUE SE DIVERTIU MUITO COM A MÃE NO SÁBADO.

COMO MINIMIZAR POSSÍVEIS HOSTILIDADES DA CRIANÇA COM VOCÊ

As crianças às vezes guardam rancores com o pai e a mãe porque, como pais, vocês também são autoridades. Isso significa dizer que, às vezes, é necessário desenhar limites que elas nem sempre vão gostar de ter. O problema é que, com a separação, essas fronteiras ganham novos contornos. Quando os pais moram em casas separadas, é mais fácil ouvir das crianças frases como "Eu te odeio", "Vou pegar os meus brinquedos e morar com a minha mãe (*ou pai*)". A situação é complicada justamente porque o problema não parte de você. Eis alguns passos úteis para driblar essa cilada:

1 ouça de forma neutra. Não é fácil adotar essa atitude quando você está se sentindo insultado, ameaçado e mesmo temeroso de que seu filho saia pela porta afora. Mas tenha em mente que a criança pode estar apenas se sentindo chateada ou magoada o suficiente para tentar machucar você desse jeito. Logo, tente escutar o lado dela objetivamente.

2 mostre preocupação: Reafirme que você entendeu o que seu filho quis dizer. Para tentar perceber o que ele está sentindo, fique atento à linguagem corporal, escolha de palavras e tom de voz. Coloque-se no lugar dele. Como você se sentiria se fosse ele? Defina sentimentos como "tristeza", "confusão" e "raiva" para mostrar-lhe que você está preocupado e entende como ele está se sentindo. Exemplo: "É tão difícil às vezes, não é? Por um lado, você está tão chateado que chegou a querer ir embora. Por outro, sei que você me ama. Vamos então resolver isso juntos?"

3 esteja aberto ao diálogo. Se o seu filho puder pensar em qualquer coisa que facilite a situação, ele pode — e deve — comunicar a você. Exemplo: "Estou vendo que você está mesmo chateado comigo. O que podemos fazer para resolver isso? O que você acha?"

4 examine as conseqüências: "O que você pensa que aconteceria se você fosse morar com o seu pai (*ou mãe*)?"

Trata-se de uma pergunta que assusta a maioria dos pais. E se a criança responder com agressividade, como "Seria ótimo! Eu não gosto mais de você!", ou coisas do gênero, significa que a raiva dela por você continua alta. Nesse caso, talvez seja melhor voltar ao discurso anterior: "Você ainda parece estar chateado. Vamos conversar e tentar resolver isso." Persiga essa estratégia até perceber que seu filho está mais calmo e pronto para conversar sobre a situação.

5 com as crianças, tente oferecer "múltiplas escolhas" de possibilidades para a hostilidade apresentada, fazendo perguntas como "Será que você está com saudades da mamãe (ou do papai)?" ou "Será que você está chateado porque passei o dia todo fora e mal brinquei com você?". É comum que as crianças não consigam nomear seus sentimentos, expressando-os então pelo comportamento. O exercício da "múltipla escolha" oferece possibilidades para a nomeação desses sentimentos, o que é capaz de conferir tranqüilidade às crianças. E basta que *elas* tenham as respostas. Não é necessário que os pais tenham acesso a essas respostas.

DIMINUINDO A ANSIEDADE DE SEU FILHO

Uma das coisas que as crianças pensam muito quando os pais se separam é, por exemplo, quem vai cuidar da roupa do papai, quem vai arrumar a mala dele quando ele tiver de viajar e outras preocupações relativas ao cônjuge que deixa a casa. Portanto, é importante que o casal não deixe de falar para elas que seus pais estão bem e vão se sentir melhor a cada dia. Diga que vocês têm certeza de que as coisas vão se resolver, o que promove segurança. Uma outra atitude recomendada é conversar com os professores para saber de mudanças de comportamento e possíveis angústias que a criança venha a apresentar, já que seu filho passa boa parte do tempo na escola e provavelmente carregará, junto com seus cadernos e livros, a aflição que deve estar sentindo em relação à sua situação familiar.

Nunca deixe de reforçar suas palavras com atitudes. Imagine a seguinte situação: quando se separaram, os pais de João, melhor amigo de seu filho, prometeram que nada mudaria. No entanto, passado um mês, o garoto começou a reclamar com os colegas que o pai não jogava mais futebol com ele, como fazia antes da separação. Pouco depois, passaram a se encontrar com uma freqüência cada vez menor e não demorou para que João só visse o pai nos dias de visitas estabelecidos pela justiça. Isso quando ele não estava viajando a trabalho.

No auge da sua ansiedade, a criança não vê a chance de sua própria história ter um final diferente. Pode parecer inevitável que seu pai siga os mesmos passos do pai de João. Para banir esse temor, um bom recurso é fazer com que a teoria ande lado a lado com a prática. Mais do que palavras, seu filho necessita de provas. Ele precisa de algo concreto para acreditar que com sua família a história vai ser diferente. E para isso é importante que a criança veja logo onde o pai está morando, por exemplo. Depois da separação, a criança passa a ter dois lares e precisa saber que, sempre que precisar, pode encontrar o pai (ou a mãe, caso tenha sido ela quem saiu de casa) no lar que *também é da criança* e onde ela terá um espaço físico e concreto.

Acima de tudo, não poupe esforços para que o medo da criança não se concretize no futuro. Nos Estados Unidos, estipula-se que aproximadamente nove de cada dez separações ainda dêem a guarda dos filhos à mãe. No Brasil não há esse tipo de estatística disponível, mas pode-se dizer que também é bem mais freqüente, segundo o advogado Sérgio Arthur Calmon, que os filhos fiquem com as mães. Sendo assim, um recado aos pais: além de pontuar o final da união com sua ex-mulher, ocupe-se em construir, da maneira mais sólida possível, a participação na vida de seu filho. Muitas vezes, depois da separação, a relação pai e filho melhora. Afinal, aquele pai que delegava os programas infantis à mãe agora é obrigado a conviver mais intimamente com a criança, o que pode resultar em um novo e carinhoso relacionamento. Por outro lado, especialistas alertam ser comum que, um ou dois anos após a separação, o nível de intimidade na relação pai e filho caia sensivelmente se o pai não tiver se esforçado para manter uma relação constante com o filho no período. Os encontros, a essa altura, correm o risco de serem bem escassos. Então, por mais intricado que seja antecipar as reviravoltas do futuro, é fundamental que você firme um compromisso consigo mesmo.

Não deixe chegar o dia em que, ao olhar para o calendário depois de dias de muito trabalho, você perceba que já faz algumas semanas que você e seu filho não se encontram. Afinal, um mês se transforma em um semestre num piscar de olhos, e assim por diante. E lá adiante já pode ser tarde demais. Não se torne um estranho para seu filho.

Há quem diga que é necessário esperar vários anos para que as revoluções aconteçam — e da noite para o dia. Com o seu filho também é assim. De repente, em uma manhã qualquer, você percebe que seu filho cresceu e você perdeu a primeira acne, o primeiro beijo, o primeiro namoro. Esse também é um alerta para as mães, que correm o mesmo risco quando entram no ritmo acelerado do mercado de trabalho. Por mais que os vínculos criados com os pais nos primeiros anos de vida pareçam eternos, é preciso cuidar para que eles não enferrujem.

O QUE NÃO PODE FALTAR NA CASA DE PAIS E MÃES SEPARADOS

MEDICAMENTOS E ARTIGOS DE HIGIENE

ANTITÉRMICO

TERMÔMETRO

DESCONGESTIONANTE

ANTIALÉRGICO

ESCOVA DE DENTES

PENTE

SABONETE INFANTIL

XAMPU INFANTIL

CONDICIONADOR INFANTIL

REPELENTE

POMADA PARA PICADA DE MOSQUITO

FILTRO SOLAR

HIPOGLÓS

HIDRATANTE

LENÇOS UMEDECIDOS

REMÉDIO PARA DIARRÉIA

NEBULIZADOR

SORO FISIOLÓGICO

COTONETES

PASTA DE DENTES INFANTIL

MERTHIOLATE

BAND-AID

XAROPE PARA TOSSE

FRALDAS DESCARTÁVEIS

ANALGÉSICO INFANTIL

CAMA, MESA E BANHO

LENÇOL

TOALHA

TAPETE PARA BANHEIRO

REDUTOR DE VASO SANITÁRIO

BANQUINHO PARA ESCOVAR OS DENTES

AO MENOS DUAS MUDAS DE MEIA, CUECA OU CALCINHA, PIJAMA, CAMISA, SHORT, CASACO, CALÇA, BLUSA DE MANGA COMPRIDA, CAMISETA, CALÇÃO OU BIQUÍNI, SANDÁLIA, CHINELO, TÊNIS, UMA ROUPA DE FESTA.

BRINQUEDOS

MATERIAL PARA DESENHAR

DVDS INFANTIS

VIDEOGAME

CD DE MÚSICA

LIVROS

BONECOS

OUTROS

CHUPETAS, MAMADEIRAS E BABADOR (BEBÊS E CRIANÇAS PEQUENAS)

TALHERES PARA CRIANÇAS

PRATOS E COPOS DE PLÁSTICO

PANO DE BOCA

TESOURA DE UNHA

BONÉ OU CHAPÉU DE SOL

CADEIRINHA PARA REFEIÇÕES E CADEIRINHA PARA ASSENTO DE AUTOMÓVEL

VOCÊ PRECISA SABER

MANTENHA SEMPRE À MÃO (NA PORTA DA GELADEIRA, POR EXEMPLO) UMA LISTA DE TELEFONES COM TODOS OS CONTATOS IMPORTANTES PARA O CUIDADO COM AS CRIANÇAS. ASSIM QUE POSSÍVEL, ELABORE ESSA LISTA COM O EX-CÔNJUGE, INCLUINDO OS SEGUINTES TELEFONES:

- RESIDENCIAIS E CELULARES DE CADA CÔNJUGE
- PEDIATRA (CONSULTÓRIO E CELULAR)
- BABÁS
- CASAS DE FIM DE SEMANA
- ESCOLA E CELULARES DE PROFESSORES RELEVANTES
- AVÓS
- VIZINHOS DE MAIOR CONTATO
- CASA DE SAÚDE

O ADOLESCENTE E A SEPARAÇÃO

Durante uma separação, uma das diferenças mais marcantes entre a reação infantil e a adolescente é que a segunda se atém a questões morais. Será que minha mãe é uma boa pessoa? E quanto ao meu pai? De quem é, enfim, a culpa? As interrogações estão mais relacionadas ao que os pais *fazem* do que àquilo que eles *falam*. Cada passo é acompanhado de perto. Julgamentos são feitos a toda hora. Decisões são colocadas em xeque. Por serem vistos como um modelo para o adolescente, os pais são mantidos sob vigília intensa pelos filhos dessa idade.

Mais uma vez, recordar é preciso: ser adolescente não é nada fácil. Se formos esquadrinhar nossa própria rede de memórias, tomará pouco tempo e esforço lembrar que se trata de uma época particularmente sensível. São muitas as mudanças que entram em jogo durante esse período de nossa vida. As transformações começam no corpo e terminam na concepção de si mesmo, passando pela forma de se relacionar com pai e mãe. É de suma importância que você esteja a postos para ajudar seu filho adolescente a ladrilhar o caminho em direção à maturidade.

A ordem natural das coisas, na cabeça do adolescente, poderá sofrer alterações radicais. Muitas vezes eles se sentem como se os pais os estivessem deixando, como se de uma hora para outra não tivessem mais paciência para ficar naquela casa. O maior medo é que, junto com a infância, a base familiar também esteja sendo deixada para trás, como um álbum de fotos esquecido em algum canto. Não é à toa que muitos jovens, antes sedentos por mais liberdade, passem a dar valor à casa e aos jantares em família após a separação.

Por causa da separação, os adolescentes podem sentir raiva ao imaginar que suas queixas não têm mais espaço na família. Também podem considerar que os pais não têm mais o direito de questionar nenhuma de suas atitudes adolescentes, já que sequer foram capazes de conservar o casamento. Esse comportamento é mais sintomático quando, por exemplo, eles descobrem que um dos cônjuges traiu o outro no passado. Os mais velhos podem, assim, jogar a culpa da separação em um dos pais. Quando um dos pais decidir pôr fim à união, poderá se deparar com a desaprovação e a censura por parte do jovem, ainda incapaz de enxergar um panorama mais completo e imparcial da situação.

Nesse sentido, a tendência do filho em condenar um dos lados é forte. Para o pai ou a mãe, esse comportamento pode acarretar respostas como a depressão ou até mesmo o desejo de voltar atrás na decisão de se separar. Não é o melhor caminho. O jovem deve entender que não tem poder de decisão quando o assunto é o matrimônio dos pais. E não é que seu filho não deseje sua felicidade. O problema é que nem sempre ele tem maturidade para compreender as conseqüências das demandas pessoais de seu pai ou de sua mãe.

Ele pode, até mesmo, acreditar que está ajudando você a considerar o que, no fundo, seria melhor para você. Mesmo assim, nunca desista de escutar o que ele tem a dizer.

Dê um "desconto". Seu filho também pode estar tentando expiar a culpa que ele mesmo anda sentindo. Segundo psicólogos, na maioria dos casos, entre filhos de pais separados de todas as idades, os jovens respondem *sim* quando perguntados se eles têm alguma coisa a ver com a separação dos pais, ou mesmo se fizeram algo para provocá-la. Os mais novos tendem a achar que não eram bonzinhos o bastante. Já os mais velhos suspeitam de que notas baixas no colégio ou o comportamento nem sempre exemplar — típico da fase adolescente, aliás — contribuíram decisivamente para o desgaste da união.

O ato de culpar e a própria sensação de culpa costumam caminhar de mãos dadas. A questão, ao que tudo indica, é bastante complexa. Psicologicamente, o processo da separação não termina assim que se rabiscam as assinaturas dos ex-cônjuges num documento legal. Portanto, é importante que os pais convençam o filho de que a palavra culpa não deve ser imputada a nenhum dos lados: nem o dos pais, nem o dos filhos.

Para evitar que o primeiro passo dado nessa direção seja em falso, não ignore o fato de que mesmo os mais velhos continuam precisando da mãe e do pai. Já abordei a questão do distanciamento que pode ocorrer tanto entre pai e filho, nos meses subseqüentes à separação, como entre filhos e mães sobrecarregadas com uma nova vida pessoal e financeira. Dos mais novos aos já crescidos, os filhos podem pensar que você finalmente se livrou do fardo que eles são em sua vida. Reserve tempo suficiente para apagar essa impressão.

Não estranhe, em seu filho, reações paradoxais. Muitas vezes ele fará de tudo para chamar a atenção. Outras vezes ele buscará o auto-exílio, na tentativa de se preservar do sufoco. Ele pode, até, culpar você por fazê-lo se sentir assim. Portanto, não dê a ele a menor chance de acreditar que você não se preocupa com ele. Para isso é bom, por exemplo, prestigiar seus feitos sempre que puder. Eles verão isso como um gesto de preocupação.

SINTOMAS ADOLESCENTES CAUSADOS PELA SEPARAÇÃO

Por mais que, da boca para fora, seu filho possa garantir a você que tudo está bem, os sintomas geralmente aparecem à revelia deles. Um dos medos mais manifestos é a possibilidade de perder, de uma hora para outra, uma série de referências que estiveram presentes durante toda a vida. Por isso, evite tomar decisões importantes sozinho. Mudanças bruscas de ambiente, por exemplo, devem ser evitadas sempre que possível. Muitos casais, ao optar pela separação, preferem deixar para trás resquícios da vida a dois. Como o filho também faz parte dessa equação, mudanças radicais fazem com que *ele* se sinta deixado para trás.

Abandonar a casa antiga, a escola de sempre ou a vizinhança na qual cresceu é especialmente difícil para o adolescente. Muitos pais simplesmente concluem que, em último grau, a escolha final cabe apenas a eles, genitores e guardiões, e que o filho não tem maturidade suficiente para saber o que é melhor para ele. Simplificações, contudo, quase sempre tendem ao erro. Sua decisão como pai ou mãe tem grande potencial para afetar a vida dos que estão ao seu lado. Não subestime a importância do amigo que acompanhou seu filho desde o maternal ou da primeira namorada, que mora na casa ao lado. Não adote a filosofia da moda de que qualquer novidade parece valer mais do que sentimentos. Amigos não são comprados em lojas e as melhores histórias costumam ser as mais antigas. O mínimo que você pode fazer é discutir seus planos pós-separação com os filhos, que já têm um cotidiano estabelecido em suas vidas.

Muitos pais esperam que os filhos ingressem na adolescência para pôr fim ao casamento. Mas nem sempre isso significa que o impacto da separação será menor. Ao suspeitar de que o desfecho foi adiado por causa dele, os ombros logo se sobrecarregam de culpa. Freqüentemente, só mais tarde ele acaba por ligar os pontos e fazer a conexão entre as brigas dos pais e a decisão da separação. Adolescentes, assim como crianças, costumam achar que os pais vão brigar sempre e tudo bem. Para eles, as brigas nem sempre são um sinal de separação à vista. E sentir-se responsável por não ter visto antes o inevitável não é uma sensação muito agradável. É comum, em grupos de adolescentes, encontrar aqueles com uma dura autocrítica à própria atuação na separação. Basicamente eles acreditam que, se tivessem percebido a situação com mais antecedência, poderiam ter feito alguma coisa para revertê-la. Nessa faixa etária, sintomas como insônia, dificuldades para cumprir responsabilidades, reações agitadas ou excessivamente amenas são corriqueiras. Os jovens, por fim, sentem-se convocados a resgatar os pais, o que pode atrapalhar seu desempenho escolar e mais adiante o acadêmico, comprometendo o seu futuro profissional.

Esclareça que seu trabalho é manter a estabilidade, mas o dele é se concentrar nos estudos e no futuro. Se ele quer ajudar o pai a superar a experiência da separação, terá de fazer também seu papel. Faça-o entender que nenhum dos dois poderá ultrapassar os obstáculos se acreditar que está deixando o outro para trás. Mas, se você por acaso perceber que está perdendo o controle, chame o ex-cônjuge para uma "conferência familiar". O recado de ver os dois juntos, à mesa, passa uma poderosa mensagem de apoio ao jovem.

Para que a separação não diminua a auto-estima de seu filho, são úteis as regras a seguir, sugeridas por Nicholas Long e Rex Forehand.

7 REGRAS PARA PRESERVAR A AUTO-ESTIMA DE SEU FILHO

1 demonstre apoio às habilidades e aos interesses da criança, principalmente aqueles que denotam um potencial em particular em determinada área de interesse. E, de uma forma geral, mostre sempre o quanto se importa com as atividades de seu filho.

2 reconheça os esforços e pequenas vitórias. Não espere que o filho tenha conquistado algo fora de série para lhe dar parabéns.

3 encoraje seu filho a tomar decisões, pois isso o ajudará a desenvolver maior autocontrole.

4 deixe, ainda, que ele assuma alguns riscos. Evite a superproteção: é importante que a criança também aprenda a lidar com as perdas e derrotas.

5 confie responsabilidades ao seu filho, ocupando-o com algumas tarefas da casa. Ele só tem a ganhar se acreditar que está dando uma contribuição efetiva à rotina e ao futuro da família.

6 lembre-se (sempre) de que ninguém é perfeito. Portanto, não é justo cobrar de seu filho comportamentos exemplares. Lembre-se de que uma grande responsabilidade sua é sempre educar e dar exemplo, mas num momento de separação, mais do que nunca, ele precisa saber que você o aceita do jeito como ele é, ou seja, com qualidades e defeitos.

7 evite generalizações abusivas, como falar que o filho sempre faz algo errado ou nunca é capaz de acertar em alguma coisa. Em vez de falar que ele sempre bagunça o quarto, por exemplo, diga naquela tarde em especial que ele deixou novamente as roupas espalhadas pelo quarto.

NÃO CONFUNDA O FILHO COM O AMIGO

Saiba, ainda, que seu filho adolescente também pode ser uma ótima fonte de apoio durante e depois da separação. Mas não confunda os papéis em cena. Por mais próximos que vocês sejam, seu filho não pode ser considerado seu "camarada". Muitos pais, após a separação, vêem o adolescente menos como filho e mais como amigo. Corre-se, dessa forma, o risco de sobrecarregá-lo com a nova função de confidente, além de expô-lo à desconfortável posição de achar que está traindo um dos pais. Traçar limites é fundamental. Pergunte à sua filha se ela acha que certo vestido lhe cai bem, mas não o que ela achou do seu último namorado. Por mais que existam momentos em que você acredite que ele faça por merecer, não fale sobre "quão difícil era viver com seu ex-cônjuge" para os seus filhos. As confidências servirão como opressão e ajudarão a fazê-los se sentirem como traidores em relação ao réu em questão. Você não está falando apenas do homem que lhe traiu durante anos, ou da mulher que lhe oprimiu a vida inteira. Você está falando do pai e da mãe deles. Todo cuidado é pouco. A maioria das crianças de pais separados já se encontra às voltas com conflitos de lealdade. Assim, as crianças sentem-se compelidas a tomar partido, enquanto alguns pais tendem a se sentir enciumados diante do interesse do filho pelo ex-parceiro.

Deixar-se levar por sentimentos do gênero só servirá para levar ainda mais confusão para a cabeça do seu filho. E ele não merece.

QUANDO E COMO PASSAR PELO DESAFIO DE APRESENTAR SEU(SUA) NOVO(A) NAMORADO(A)

Se você é feito de carne e osso, tem sangue correndo nas veias, vem curiosamente assistindo a mais comédias românticas do que de costume e anda se perguntando por que está sozinho(a), deve estar na hora de resgatar sua vida amorosa. Vá em frente. É importante também para as crianças que você se sinta realizado, porque seu bem-estar se reflete no entrosamento de toda a família. No entanto, levar para casa uma pessoa que, ao que tudo indica no mundo infantil, tomará o lugar do papai ou da mamãe não é das tarefas mais tranqüilas.

Novos relacionamentos, para os pais separados, trazem junto com o cortejo romântico uma série de perguntas. Se você não namora há muito tempo, dúvidas inevitáveis vão pipocar na sua cabeça: será que ainda estou atraente? O que devo vestir? Devo me oferecer para pagar a conta do jantar ou cada um paga a sua parte? Devo esperar um telefonema ou tomar a iniciativa? De repente, é como se os anos dourados viessem à tona, mas só encontrassem pela frente assuntos como escola, pediatra, livros infantis, canções de ninar. Não se preocupe. Namorar é como andar de bicicleta, nunca se esquece.

Então, você está namorando. O que começou como um flerte caminhou para encontros freqüentes e, pelo que tudo indica, um novo filme romântico está prestes a ser rodado. Se você realmente gosta dessa pessoa e sente que o relacionamento tende a ser duradouro, este é o momento de incluir a relação na vida das crianças. Antes disso, porém, nem pense em convidar o *affair* para dormir em sua casa, e, às crianças, apresente-o apenas como um amigo ou uma amiga. Quando e como apresentar seu namorado(a) às crianças são questões difíceis e possivelmente estressantes.

Crianças pequenas costumam ser menos atentas aos novos relacionamentos do que os adolescentes, mas não conte com isso. Você pode ser sabatinado com uma série de perguntas, como quem é aquela pessoa e o que ela quer. Não se surpreenda ainda quando seu filho lhe perguntar se seu namorado será o novo papai ou se a namorada tomará o lugar da mamãe. Os adolescentes podem ser muito diretos e perguntar em um só golpe: "Ele(a) é seu(sua) namorado(a)?" Esteja preparado para explicar a situação claramente e reduzir a ansiedade geral. As crianças não têm a menor idéia de como funcionam os relacionamentos adultos. Quando eles o "encontraram", afinal, você já estava comprometido.

Não espere que seus filhos se comportem de maneira civilizada quando você começar um namoro sério. Algumas crianças agem assim, é verdade. Crianças pequenas, principalmente, podem gostar de encontrar um adulto atencioso que lhes dá um pequeno presente a cada visita. Elas podem até sentar no colo e brincar um pouco, se essa pessoa diferente for carinhosa e estiver interessada em ler um livro infantil ou conhecer seus brinquedos favoritos. Mas também há as que gritam com os namorados, choram e até urinam nas calças para chamar a atenção e "afugentar" o convidado. Já com as crianças mais velhas, a história é outra. Um garoto de 8 anos pode ficar enfurecido apenas com a cena de um estranho abraçando sua mãe, e uma pré-adolescente pode considerar o namorado da mãe não menos do que um invasor. O que parecia um simples namoro, portanto, tornou-se um problema. O que está acontecendo?

O fato é que a presença de um novo adulto na casa é a grande confirmação de que a separação é para valer. Nesse convidado estranho está o prenúncio de grandes mudanças. Crianças que já haviam entendido perfeitamente que agora seus pais vivem em casas separadas recebem um novo choque de realidade. Então é isso, outra mulher pode ficar de mãos dadas com meu pai? Outro homem pode colocar as mãos nos ombros da minha mãe? Nessas horas, aquela esperança guardada no fundo do baú de que os pais ainda voltariam a ficar juntos é sacudida, e, de uma vez por todas, a ficha cai.

Para evitar reações explosivas, se você tem uma grande convicção de que a relação tem chance de ser duradoura, é melhor avisar as crianças sobre seus planos de namoro. Se você encontrou alguém interessante e interessado e está planejando manter encontros constantes, conte a elas. Não deixe que elas sejam pegas de surpresa. Converse com as crianças para que elas percebam, aos poucos, que você também tem uma vida social. Explique que você e seu novo amigo(a) estão se conhecendo e que isso leva tempo. E, no dia em que você convidar essa pessoa para passar na sua casa e conhecer as crianças, diga para elas que você vai apresentar uma pessoa que é muito amiga, de quem você gosta, e que acha que eles (seus filhos) vão gostar também, porque é uma pessoa muito "legal". E que você espera delas um bom comportamento — mas se esforçando para ser o mais natural possível e não criar mais ansiedades do que a criança já, por intuição, pode vir a criar.

Se você engatar firme no namoro, e se essa for a primeira pessoa com quem você namora desde a separação, não espere que ela seja muito bem-recebida. Algumas atitudes podem suavizar esses encontros:

5 DICAS PARA APRESENTAR SEU(SUA) NAMORADO(A) AO SEU FILHO

1 prepare seu(sua) namorado(a) para o encontro, dando informações sobre seus filhos. Dê o máximo de dicas possível. Fale sobre idade, série escolar, programas de TV e esportes favoritos, jogos de computador conhecidos, etc. "Treine" seu (sua)

parceiro(a) para que ele(a) possa falar com seus filhos devidamente abastecido de informações úteis. Procure pontos amigáveis para facilitar a conexão entre eles.

2 evite arrumar demais as crianças e fazê-las parecerem bonitas para o encontro, o que só vai fazer com que elas se sintam mais ansiosas. É melhor usar o tempo para contar a elas como é esse convidado tão especial, falando sobre seus interesses, seu trabalho e suas qualidades.

3 não espere que seus filhos sintam por essa pessoa a mesma paixão e admiração que você deve estar sentindo. Algumas pessoas têm profissões que podem até interessar os pequenos, como jogador de futebol, veterinário ou cantor de rock. Mas, se o seu namorado for um executivo ou um ás da Bolsa de Valores, por exemplo, não espere animação das crianças. No ponto de vista das crianças, ele é só um intruso.

4 não espere dos seus filhos uma afeição imediata ao pretendente. Da mesma forma, avise ao seu(sua) namorado(a) que os primeiros encontros podem não ser dos mais agradáveis. Construir uma amizade leva tempo, e com as crianças não é diferente.

5 se a idéia é unir as escovas de dentes ou até mesmo casar-se de novo, vá com calma. Comece incluindo seu(sua) namorado(a) nos programas das crianças, como ir à praia ou ao teatro infantil. Só quando o convívio tiver alcançado um clima agradável é que você pode começar a planejar a nova vida a dois.

Sobretudo, aproveite o seu novo relacionamento, mas não deixe de ter em mente que você acabou de sair de uma fase triste, está sozinho e provavelmente se sente solitário e carente. Essa é a perigosa receita para fazer crescer a euforia com a nova companhia e deixar suas dúvidas de lado. Observe essa pessoa com calma. Como ela lida com as crianças? Ela é honesta? Você pode confiar nela? Mantenha um diário mental de todas as suas observações e tente tomar uma decisão equilibrada. Pense sobre as mudanças que serão necessárias na sua vida para abrir espaço ao novo relacionamento. Avalie as mudanças que serão pedidas às crianças e, principalmente, o risco que elas correm de sofrer mais uma perda caso o relacionamento não dê certo. Pense, pense bem. Se mesmo assim o horizonte continuar promissor e azul, você deve estar amando e, nesse caso, meio caminho já está andado para que tudo dê certo. Só falta agora a sorte de ter achado a pessoa certa. O que esperamos que aconteça com todos os que lerem este livro.

EVITANDO QUE A HISTÓRIA SE REPITA COM SEUS FILHOS

É comum que os jovens considerem a separação o símbolo do fracasso dos pais em manter o casamento. E o que impede, pensam, que a mesma história se repita com eles? Nada, imaginam. Principalmente para os mais velhos, a falência da relação dos pais como marido e mulher parece um sinal de que os seus próprios relacionamentos estão fadados ao mesmo destino. Pode ser até que eles mesmos comecem a sabotar suas próprias experiências, como se a separação dos pais fosse uma espécie de herança genética.

Cabe a você impedir que isso ocorra. A vida abre sempre múltiplas janelas de oportunidades para que as pessoas não sejam condenadas a repetir seus erros. Deixe claro ao seu filho que cada um é livre para contornar a curva que bem entender. Ele não tem a obrigação de ser infeliz, assim como *você* também não tem. A separação não é de forma alguma sintoma de que você, ou mesmo ele, futuramente, sejam incapazes de criar vínculos duradouros.

Os pais devem lembrar aos filhos que a separação não é um ponto final. Está mais para uma vírgula. Nunca é impossível começar do zero e corrigir os erros do passado. Além do mais, por ter sido um espectador de primeira fila da coragem dos pais em se separarem, quem sabe algumas boas lições não foram aprendidas por seu filho? Se vocês conversarem a respeito do que deu errado em sua relação com o ex-cônjuge, pode ser que ele pense duas vezes antes de cometer o mesmo erro com a pessoa amada, no futuro. Pode ser que ele carimbe na mente a certeza de que não vale a pena insistir numa relação falida e poluída por muitas brigas, por exemplo.

Vale ressaltar, no entanto, que mesmo as pessoas que se amam têm o direito de se zangarem umas com as outras. É utópico crer num mundo em que as brigas, afinal de contas, não façam parte do cotidiano. Só que elas não precisam ser apenas um ônus, mas também um aprendizado. Não existe casamento sem conflitos. Mas existem conflitos sem o casamento, isto é, desconectados de qualquer sentimento de amor capaz de suplantar os momentos difíceis. E é também para criar dias melhores que existe a separação.

como manter a calma e ser feliz na nova vida

capítulo 6

Massey – (sobre a mulher de Rex) Ela tem advogado?
Rex – Não sei... Ela tem rotweilers.
Massey – Não é um bom sinal.

(Do filme *O amor custa caro*, 2003)

É claro que uma separação provoca desequilíbrio e estresse. Mas por que seu corpo e sua mente respondem de uma forma tão forte? Existem várias razões de natureza química, psicológica e fisiológica.

Os holísticos chamam de conexão corpo e mente, os cientistas ocidentais usam o termo técnico psiconeuroimunologia (PNI). Ambos estudam a influência da mente sobre o funcionamento do corpo. A professora Candace Pert, pesquisadora do centro médico da Georgetown University, EUA, autora do livro *Molecules of Emotion: Why do You Feel the Way You Feel* [*Moléculas de emoção: por que você se sente do jeito que você se sente*], afirma que as emoções e opiniões de você sobre si mesmo influenciam diretamente sua saúde. Assim, o seu estado emocional pode ter tanta influência sobre sua saúde física quanto a presença de um organismo invasor, seja ele uma bactéria ou um vírus.

Quando estamos em perigo, nossa adrenalina dispara, a pressão sanguínea aumenta e a respiração acelera. Todas essas reações são ativadas pelo sistema nervoso simpático, que desvia para esse estado de alerta energia de outros sistemas do organismo, como o digestivo, o reprodutivo, o imunológico. Quando nos acalmamos e o perigo passa, tudo volta ao normal. O que acontece hoje em dia é que as pessoas operam constantemente nesse estado de hiperalerta, chamado pelos médicos de "lutar ou fugir". Resultado: as glândulas supra-renais ficam exaustas de tanto bombear adrenalina para o corpo, os sistemas digestivo e imunológico passam a trabalhar mais devagar e os neurotransmissores que entregam mensagens de bem-estar tornam-se cada vez mais escassos. Esse é o famoso estresse da vida moderna. Adicione a isso uma separação e o quadro está completo. E o que podemos fazer para melhorar esse quadro? Três pontos simples:

1 Exercícios.
2 Uma dieta equilibrada.
3 Construir uma imagem positiva de si próprio.

Esses são os primeiros passos. Manter a calma e buscar um diálogo confortável consigo mesmo também é fundamental.

Você já aprendeu técnicas de negociação e de tomada de decisão, já viu que existem estratégias capazes de evitar brigas, avaliou as diversas opções de acordos parentais e teve um panorama de como as crianças costumam reagir à separação, entre outros pontos. Mas você também já deve ter percebido que essas informações não terão tanta utilidade se, antes da batalha, você não encontrar um pouco de paz em algum lugar da alma. Não é mesmo fácil cuidar de tantas mudanças na vida.

Depois de todas essas informações práticas, é hora de prestar atenção ao fato de que você, mesmo neste momento, precisa relaxar um pouco. Seguem então algumas sugestões, elaboradas com o auxílio de Isabela Fortes, que devem ser lidas de mente aberta e sem preconceitos, e usadas quando possível. Aos céticos, lembro que às vezes não custa nada tentar. Inspire, expire e siga a trilha — nenhuma das sugestões a seguir tem qualquer tipo de efeito colateral.

DICAS PARA COMEÇAR BEM SUA NOVA VIDA

foque no aqui e agora

Não fique pensando em como você era feliz no seu casamento nem no que você vai precisar fazer amanhã. Pense no que você tem a fazer *hoje*. Anote numa agenda suas tarefas do dia e, sempre que bater o pânico, mantenha o foco nas atividades mais imediatas, tanto no seu trabalho como na vida pessoal: terminar os relatórios pedidos pelo seu chefe, buscar as crianças na escola ou ir ao supermercado, por exemplo. A atenção ao momento presente lembra você de que a vida não acabou. Você está muito vivo, graças a Deus, e convive com pequenos seres adoráveis que precisam de seus cuidados e de sua companhia. O seu casamento era uma *parte* da sua vida e não sua vida inteira.

encontre seu centro de equilíbrio

Não olhe seu ex-cônjuge como ex-companheiro(a), mas como atual pai ou mãe de seus filhos. Faça essa divisão internamente e deixe que o intenso amor pelos filhos passe por cima de possíveis divergências e até mágoas. Que bem você pode fazer ao seu filho ao odiar o pai (ou a mãe) dele? Toda a filosofia da yoga, por exemplo, é baseada em um grande amor que não é filial nem romântico, mas um amor de *generosidade* que passa do seu coração para as outras pessoas — e que pode ser atingido por meio da meditação, da respiração e de alguns exercícios. A pessoa que trabalha seu amor interno costuma atrair outras pessoas positivas, alegres e equilibradas como ela, porque é capaz de emanar boas energias. A paternidade e a maternidade trazem uma sensação impossível de ser transmitida a quem não teve a mesma experiência. Basta dizer que, quando um filho nasce, ele imediatamente ocupa o centro do seu universo. As preocupações consigo mesmo, de repente, parecem pequenas demais. É seu filho quem realmente importa. Apesar de ser sempre você o observador do universo, como trataram vários autores desde René Descartes até Gaston Bachelard e Sigmund Freud, a sensação da paternidade ou da maternidade prega nos pais uma peça: parece que seu centro vital agora vive do lado de fora, no bem-estar dos filhos. A responsabilidade dos pais separados é permitir que os dois, pai e mãe, "orbitem" em harmonia ao redor do novo "astro-rei".

programe o começo do seu dia

Quando se está passando por uma fase difícil, o momento mais duro do dia costuma ser o do despertar. Por isso, tente criar uma rotina para que esse momento não o empurre para a depressão. Caso você tenha uma rotina de trabalho, aproveite esse período para focar seu lado profissional, não dando espaço para a angústia. Esforce-se para programar exercícios físicos, compromissos ou tarefas simples para a parte da manhã. O importante é não usar o sono como fuga e deixar o dia começar sem você, abrindo espaço para o desequilíbrio. Ocupe-se. E, quando voltar para casa, dê ao seu filho a maior atenção possível — não como compensação pela separação, mas pelo prazer que essa relação pode trazer a você. Os filhos crescem rápido e a infância deles logo dá saudades. Se você não tem a guarda dos filhos, aproveite ainda mais cada minuto de convivência. Eles ficarão felizes e você também se sentirá melhor.

observe os pequenos e belos momentos do dia

Aqui, mais uma vez, vale o conselho de olhar bem para o momento presente. Na pia do banheiro, por exemplo, lave as mãos e preste atenção na água caindo, no barulho da água e na sensação que ela provoca ao entrar em contato com as suas mãos. Sinta o calor do sol, o frescor do vento, o cheiro gostoso de uma roupa de cama recém-lavada, e tenha prazer com essas pequenas e preciosas coisas. Tendemos a não dar valor ao que temos, a não ser quando perdemos algo. Lembre-se dos simples prazeres que os cinco sentidos podem lhe oferecer.

encare o sofrimento para que ele vá embora mais cedo

Faça todos os esforços possíveis para aumentar seu bem-estar, mas não finja que sua tristeza não existe. Quanto maior a altura, maior o tombo: saiba que a ficha vai cair quando você menos esperar. Enfrente a si mesmo. Quando estiver chorando, por exemplo, olhe-se nos olhos. Ao se ver chorando no espelho, encare o sofrimento de frente. Nós tendemos a nos ver de forma muito fotográfica, mas, se olharmos nossos próprios olhos, teremos a chance de ver a real profundidade de nosso sofrimento. Não tente fugir dele nem brigar para que ele desapareça. Sinta-o de verdade e ele poderá ir embora sozinho. No espelho, ele muitas vezes se mostra menos agudo do que parecia ser antes.

exercite seu livre-arbítrio

Você escolhe seus caminhos e essa é uma dádiva que recebeu ao nascer. Por maiores que sejam os desafios, sempre existe uma melhor opção a escolher — e o que não tem solução, solucionado está. Assim, entenda que você é a principal ferramenta para mudar seu próprio futuro.

escolha bem suas companhias

Se você vive resmungando, é muito provável que atraia companhias igualmente rabugentas. Em vez de pactuar com colegas de fossa, busque companhias alegres capazes de levantar seu astral. Tenha a humildade de reconhecer que precisa de apoio e não fique se perguntando o que fez de errado. Você não pode controlar todos os fatores externos que influenciam sua vida, mas pode ter o total controle na maneira pela qual você *reage* a esses fatores. Pense o que você pode fazer agora para que sua vida melhore. Você tem a escolha de olhar positiva ou negativamente para si mesmo.

tenha cuidado à mesa

Os alimentos também têm relação direta com nossas emoções. Os produtos que contém muito açúcar branco e farinha refinada, por exemplo, aumentam a depressão e a inércia. Nesse momento, você está precisando de raízes, vegetais crus e alimentos integrais. Complemente com temperos quentes como gengibre e coentro, que aumentam a disposição. Você pode fazer com que a alimentação melhore seu humor. Se puder, consulte um nutricionista.

corra atrás da serotonina

Exercícios liberam serotonina, hormônio diretamente ligado à sensação de bem-estar. Por isso, procure se exercitar. Mas, se você costuma ser muito exigente consigo mesmo, evite os exercícios competitivos. Dependendo de sua personalidade, esse pode ser um tipo de exercício capaz de piorar ainda mais seu humor. Prefira natação, corrida ou qualquer atividade em contato com a natureza. Olhar o vaivém das ondas, por exemplo, reforça a idéia de que o mundo continua aí, mais vivo do que nunca. Além de terapias como meditação, tai-chi-chuan ou yoga, o exercício ao ar livre é o mais recomendável.

mantenha a cabeça para cima

Não deixe o peso da tristeza curvar sua postura. Ao caminhar, olhe acima da linha do horizonte. Esse gesto simples também tem um efeito psicológico em seu bem-estar.

a técnica do sorriso

Da mesma forma que o cérebro envia mensagens de bem-estar para o organismo, é possível estimular o caminho inverso. Alguns cientistas já comprovaram que abrir um sorriso, mesmo quando não se está alegre, faz com que o cérebro receba alguns dos mesmos sinais de bem-estar. Tente sorrir sempre, mesmo que o sorriso saia meio torto. Seu cérebro vai entender o recado.

o poder da massagem

As massagens têm o poder de trazer a nossa consciência para o corpo e para o momento presente. Elas lembram que você tem sangue correndo nas veias e, por isso, proporcionam a estabilização da vida. A massagem feita por uma terceira pessoa é sempre melhor, mas, na ausência dessa possibilidade, você também pode fazer uma automassagem, tocando seus braços, suas pernas, seu rosto. Descolar a pele dos músculos suavemente com os dedos, por exemplo, como se estivesse se dando beliscões (sem a intenção de causar dor, é claro), traz à tona a sensação física da realidade.

a visualização cromática

Você bem que tentou adiar, mas o dia D chegou: você vai encontrar o seu ex-cônjuge no aniversário de seu filho e precisa manter a calma. Apesar de parecer esotérico, tente recursos de visualização que podem ajudar reduzindo sua ansiedade e lhe preparando melhor para o encontro. Nossa mente é mais poderosa do que imaginamos. Assim, segundo René-L. Rousseau, autor de *A linguagem das cores*, seria possível criar um campo energético ao redor de nós mesmos apenas visualizando uma cor. Imagine-se já na festa, sorrindo ao lado do ex-cônjuge. Depois envolva toda a cena com uma luz cor-de-rosa. Os cromoterapeutas garantem que o rosa, cor do amor, é capaz de atrair afeto e compreensão. Permaneça olhando para essa imagem até que ela fique mais aceitável. Todo pensamento cria uma impressão na nossa placa mental, e é possível trocar impressões ruins por impressões boas, tornando a vida mais prazerosa. Outra opção: a luz dourada é a luz da sabedoria e da proteção. Antes de sair para um encontro difícil, experimente imaginar um escudo dourado protegendo todo o seu corpo. Ao chegar de volta em casa, avalie seu estado emocional. É bem possível que você se sinta até mais leve.

tenha a companhia da mãe natureza

Andar descalço, tomar banhos de mar ou de cachoeira, caminhar no jardim, admirar as flores. A natureza ajuda você a se sentir parte integrante do universo. Quando você estiver se sentindo muito carregado, com um peso de energia negativa nas costas, procure o ar puro e recarregue suas baterias. No mínimo, se o humor não melhorar, o corpo agradece.

espane o luto

O cuidado com o corpo inclui a maneira de se vestir. Afinal, a roupa é nossa segunda pele. Por isso, evite o preto e o cinza quando estiver se sentindo deprimido. O preto atrai a energia dos outros, enquanto o branco a reflete. Prefira cores fortes como laranja, vermelho e amarelo, capazes de lhe dar uma forcinha emocional.

escreva no papel e diminua a ansiedade

O papel pode ser uma poderosa ferramenta para a redução da ansiedade. Depois de anotar na agenda determinada tarefa, as pessoas tendem a pensar menos sobre ela, já que não correm mais o risco de esquecê-la. Ao final do dia, fazer um balanço sobre o que você realmente conseguiu fazer também é importante. Talvez você esteja se exigindo demais. Se sobrar tempo e paciência, procure fazer ainda um diário de reflexão. A escrita permite que você traduza sentimentos que estavam na sua cabeça justamente porque o obriga a dar nome a eles. Escreva também as conseqüências de cada um dos aborrecimentos. Talvez você perceba que anda fazendo tempestades em copos d'água.

não dê espaço à bagunça

O ambiente em que você vive também reflete um pouco seu estado interno. Mantenha a casa arejada e, principalmente, evite a bagunça, cuja energia é autodestrutiva. Arregace as mangas e arrume a mesa, a sala e o quarto, lave a louça, jogue fora o lixo. Se o trabalho estiver muito cansativo, vale pedir ajuda às crianças. Elas também se sentirão melhor em uma casa organizada.

EXERCÍCIO: preparando-se para um encontro importante – ou estressante

Por causa das muitas palestras que proferi em minha carreira, além de várias reuniões importantes, acabei desenvolvendo, quando ainda era muito jovem e pouco experiente, um método próprio de controle da ansiedade. Como funcionou bem comigo, fica aqui a dica para quem quiser tentar: concentre-se e simule na sua mente tudo o que vai acontecer no momento que o aflige (o encontro com o ex-cônjuge, por exemplo). Imagine toda a cena desde seu início com o máximo de detalhes que puder — você indo para o local e chegando lá, para começar. Imagine-se cumprimentando seu ex-cônjuge, um juiz, ou quem quer que faça parte dessa reunião. Somente esse início de simulação, se bem-feito, fará seu coração disparar — e é esse o objetivo. Imagine o que você quer falar, e imagine o outro lado reagindo. Quanto mais nervoso(a) você ficar nessa simulação, melhor — o objetivo é desenvolver uma "experiência artificial" para algo que ainda não aconteceu. Se você refizer esse exercício, verá que quanto mais vezes o fizer, menos estressante será o sentimento, porque você irá ganhar "experiência". Assim, imagine vários desfechos e sua reação a eles, pensando no melhor que você pode dizer em cada momento. Foque nos cenários mais prováveis e ficará "especialista" neles. Quando a visualização se tornar muito desconfortável, pare e se distraia com outras coisas. Mais tarde, repita o exercício, imaginando outras conseqüências desagradáveis do encontro, incluindo raiva ou explosão de fúria do outro. No final das contas, o que vai acontecer é que você terá, na hora do estresse potencial, de alguma maneira, a sensação de já ter passado por aquela experiência que antes lhe causava tanta apreensão. No ambiente controlado de sua própria imaginação, deixe o sofrimento aparecer e estabeleça cosigo mesmo uma técnica de amadurecimento. Antecipe os problemas, reduza a necessidade de improvisação e repare se tudo não fica mais fácil na hora H.

anexo

como criar seu contrato de separação — o que não deve faltar

Para a melhor visualização de um contrato, apresento a seguir um modelo, que pode ser usado como exemplo. É possível, sem muito trabalho, como será visto, definir, por exemplo, onde suas crianças vão passar o Natal em cinco anos e o Ano-Novo em dez anos, de forma justa e imparcial. Na criação de seu contrato, você terá de acertar alguns pontos com seu ex-cônjuge. Nesse modelo, foram usadas informações como regime de casamento (separação de bens, comunhão parcial ou total de bens) e existência ou não de pacto pré-nupcial. Mas várias são as decisões conjuntas que deverão aparecer nesse contrato.

PONTOS FUNDAMENTAIS DE UM CONTRATO DE SEPARAÇÃO

REGIME DE GUARDA

- ❑ horários de visitação (variável de acordo com a idade dos filhos)
- ❑ com quem os filhos ficam em cada feriado e férias escolares
- ❑ valor da manutenção financeira
- ❑ percentual da manutenção financeira destinado ao ex-cônjuge e aos filhos

- ❑ fórmula de reajuste da inflação na manutenção financeira
- ❑ até que idade os filhos e o ex-cônjuge recebem a manutenção
- ❑ a separação dos bens

EXEMPLO DE CONTRATO DE SEPARAÇÃO

EXMO. SR. DR. JUIZ DE DIREITO DA VARA DE FAMÍLIA DA COMARCA DA CAPITAL.

(NOME), (NACIONALIDADE), (ESTADO CIVIL), (PROFISSÃO), portador da carteira de identidade de nº XXXXXXX-X, expedida pelo (ÓRGÃO EXPEDIDOR), em (DATA), inscrito no CPF sob o nº XXXXXXXX-X, e (NOME), (NACIONALIDADE), (ESTADO CIVIL), (PROFISSÃO), portadora da carteira de identidade nº XXXXXXXX-X, expedida pelo (ÓRGÃO EXPEDIDOR), em (DATA), inscrita no CPF sob o nº XXXXXXXXX-XX, residentes e domiciliados nesta cidade, à (ENDEREÇO), — *marido e mulher* — vêm, por si e com a assistência de seus advogados infra-assinados (procurações em anexo, como docs. 01 e 02), na forma da lei, requerer que V.Exa. se digne homologar a

SEPARAÇÃO JUDICIAL CONSENSUAL

do casal, mediante as seguintes cláusulas e condições:

DO CASAMENTO

1. Os requerentes convolaram núpcias em (DATA), pelo regime da completa separação de bens, como demonstra a certidão de casamento em anexo.

2. Há entre os cônjuges pacto antenupcial, lavrado em notas do Cartório do XXº Ofício de Notas desta comarca, no livro XX, fls. XX, , em (DATA), devidamente registrado perante o Cartório do Xº Ofício de Registro de Imóveis, desta comarca.

DA PROLE

3. Desta união foram gerados (XX) filho(s), (NOME), menores impúberes, nascidos em (DATA) e contando atualmente com (IDADE), como demonstram a(s) certidão(ões) de nascimento anexa(s) .

DA POSSE E GUARDA

4. Os filhos do casal ficarão sob a posse e guarda do cônjuge-mulher, porém o cônjuge-varão, em virtude do zelo e do afeto que sempre dedicou aos seus filhos, deverá colaborar e participar com a manutenção e a educação deles, contribuindo para forjar os seus caráteres de modo a torná-los pessoas de bem e aptos a enfrentar a vida.

DA VISITAÇÃO

5. Pelo que é considerando a necessidade de um período de adaptação para menores de tão tenra idade ante a separação de seus pais, não obstante os cuidados e o amor que o pai sempre dedicou aos seus filhos, fica assegurado ao cônjuge-varão o mais amplo direito de desfrutar da companhia dos seus filhos mediante o seguinte regime de visitação:

5.1 Enquanto os menores não estiverem matriculados em estabelecimentos de ensino, o pai poderá ter seus filhos em sua companhia, (2) dois dias da semana, no horário compreendido das 16h até 18h. Quando, porém, se encontrarem os menores matriculados em estabelecimentos de ensino, o horário passará a ser das 18h às 20h.

5.2 Além dos dias estabelecidos na alínea supra, e até os menores completarem X anos de idade, o pai poderá ter os filhos em sua companhia aos sábados e aos domingos, a cada duas semanas, apanhando-os na casa materna após as 9h da manhã e devolvendo-os até as 19h, sem com eles pernoitar.

5.3 Após os menores completarem X anos de idade, o pai poderá apanhá-los na casa materna, em finais de semana alternados (a cada duas semanas), após as 18h de sexta-feira e devolvendo-os até as 20h de domingo.

5.4 Os finais de semana de direito do pai serão o 1º e o 3º de cada mês, sendo outros de direito da mãe.

5.5. O pai poderá, ainda, ter os filhos em sua companhia, para pernoite, todas as terças-feiras, apanhando-os na casa materna após o horário escolar e devolvendo-os na quarta-feira pela manhã ou diretamente na escola.

5.6 Nas férias escolares do mês de julho, consideradas as de meio de ano, o pai poderá ter os filhos em sua companhia pelo período de tempo equivalente à 2ª metade dessas férias nos anos pares e à 1ª metade nos anos ímpares. Nas férias escolares de final de ano, consideradas as de verão, o pai poderá ter os filhos em sua companhia pelo período de tempo equivalente à 1ª metade dessas férias nos anos pares e à 2ª metade nos anos ímpares.

5.7 Nas datas de aniversário do pai, bem como no Dia dos Pais, o pai poderá ter seus filhos em sua companhia — mesmo que tais eventos ocorram em finais de semana de direito do outro genitor —, apanhando-os na casa materna as 9h, em fins de semana, ou após as aulas, durante a semana, e devolvendo-os até as 9h do dia seguinte.

5.8 Tal direito também é extensivo à mãe dos menores.

5.9 Nas datas de aniversário dos menores, nos anos pares, o pai poderá tê-los em sua companhia até as 15h, sendo-lhe facultado o direito de participar da comemoração, caso haja, invertendo-se o acordado em relação à mãe nos anos ímpares.

5.10 Nos feriados os menores ficarão com o genitor cujo direito se estender ao final de semana imediatamente ligado ao evento.

5.11 Todavia, nos feriados prolongados como carnaval e Semana Santa, os menores ficarão com o pai nos anos ímpares e com a mãe nos anos pares.

5.12 No Natal, os menores permanecerão em companhia da mãe, nos dias 24 e 25 de dezembro, mesmo que tais datas ocorram em fins de semana de direito do pai.

5.13 O pai poderá ter os filhos em sua companhia no Ano-Novo, nos anos ímpares, apanhando-os na casa materna após as 9h da manhã do dia 31 de dezembro e devolvendo-os até às 20h do dia 2 de janeiro.

5.14 Fica, desde logo, pactuado que qualquer um dos cônjuges poderá viajar, pelo Brasil e/ou exterior, a qualquer tempo, em companhia dos menores, desde que mediante prévia autorização do outro, ressalvadas as viagens realizadas no estado do Rio de Janeiro. Para cumprimento do disposto no inciso II do artigo 84 do Estatuto da Criança e do Adolescente, para viagem ao exterior, deverá ser autorizado, expressamente, pelo outro cônjuge, ficando, nessa autorização, definidas as datas de ida e retorno e o destino da viagem.

5.15. Não obstante a autorização antes referida, os cônjuges concordam, desde logo, que cada um deles poderá viajar para o exterior ou outro estado com os filhos, após estes completarem X anos de idade, 2 (duas) vezes por ano, sem que o outro se oponha, mediante prévia comunicação, desde que definidas as datas de ida e retorno e o destino da viagem, bem como o fornecimento dos telefones dos hotéis/pousadas/*resorts* ou do local onde estiverem, salvo se prejudicar o aproveitamento escolar, se por motivo de doença os menores não puderem se ausentar do país e/ou por motivo relevante, desde que justificado.

DA PENSÃO ALIMENTÍCIA

6. O cônjuge varão pagará ao cônjuge mulher e aos filhos do casal a importância mensal de XX reais, a título de pensão alimentícia, isenta de Imposto de Renda, nos primeiros 12 (doze) meses contados da homologação do presente ajuste na proporção de XX% (XX por cento) para o cônjuge-mulher — ou seja, o equivalente nesta data à quantia de X reais — e de XX% (XX por cento) para cada um dos filhos do casal — ou seja, o equivalente nesta data a quantia de X reais para cada filho — a ser reajustada semestralmente pelo índice de variação do IPCA no período, e que deverá ser depositada até o último dia útil de cada mês, na conta corrente XXXXXX-X, agência XXXX, (BANCO), em nome do cônjuge-mulher.

6.1. A partir do 13º (décimo terceiro) mês — inclusive — e até o 48º mês, a quantia mensal da pensão passará a ser de X reais, *líquidos*, acrescida da variação do IPCA no período, passando, a partir de então, a ser devidamente reajustada *semestralmente pelo precitado índice.*

6.2. A partir do 49º mês — contados da homologação — em diante, a quantia mensal da pensão passará a montar a importância de X reais, *líquidos*, acrescida da variação do IPCA no período, sendo a partir de então devidamente reajustada *semestralmente pelo precitado índice.*

7. A pensão alimentícia em favor dos menores vigorará até que os mesmos completem XX anos de idade, desde que estejam cursando faculdade, caso contrário, vigorará, tão-somente, até os 18 anos de idade completos.

7.1. A pensão alimentícia em favor do cônjuge-mulher cessará caso ela venha a se casar ou a constituir união estável, ou mesmo, a residir, sob o mesmo teto, com outra pessoa, por mais de dois anos.

8. Além da pensão alimentícia fixada na cláusula 6 supra, o cônjuge-varão compromete-se a suportar diretamente *todas* as despesas havidas com a educação dos menores, tais como: matrículas e mensalidades escolares, materiais, uniformes, transporte e cursos de idiomas.

8.1. A escolha de colégios, cursos extracurriculares, prática de esportes, bem como a contratação de prestadores de serviços e/ou profissionais liberais em benefício dos filhos do casal deverão ser aprovadas, sempre, em conjunto, por ambos os cônjuges.

9. Obriga-se, ainda, o cônjuge-varão a manter um seguro-saúde em favor dos filhos do casal e da mãe destes, pagando diretamente as mensalidades e entregando os recibos mensais e as carteiras respectivas ao cônjuge-virago. Fica certo que o seguro-saúde em relação à cônjuge-mulher cessará nas hipóteses previstas no item 7.1.

10. O cônjuge-varão arcará, ainda, com o pagamento das despesas relativas a tratamentos odontológicos que, porventura, venham os menores a necessitar.

DOS BENS

11. Os cônjuges não possuem bens comuns a partilhar.

12. O cônjuge-varão continuará morando na atual residência do casal, enquanto o cônjuge-mulher, juntamente com os filhos do casal, residirá no (ENDEREÇO) a ser, por liberalidade, doado pelo varão à virago, com o objetivo de facilitar a visitação do pai aos filhos do casal.

12.1. Ao cônjuge-mulher compete responder pelo pagamento de todo e qualquer encargo, impostos, taxas condominiais e quaisquer outras despesas que incidam ou venham a incidir sobre o imóvel referido no item 12 precedente ou sobre qualquer outro imóvel que venha servir de sua residência.

DO NOME

13. Após a homologação da presente separação o cônjuge-mulher voltará a usar o seu nome de solteira, qual seja, (NOME).

DAS CUSTAS E HONORÁRIOS

14. As custas e despesas judiciais relativas ao presente feito serão de integral responsabilidade do cônjuge-varão, sendo que cada parte arcará com o pagamento dos honorários advocatícios dos seus respectivos patronos.

DO PEDIDO

15. *Ex positis*, requerem, mui respeitosamente, que V. Exa. se digne:
A) Homologar, por sentença, o presente Acordo de Separação Consensual;
B) Determinar a expedição de mandados de averbação da sentença, para o oficial da XX Circunscrição do Registro Civil das Pessoas Naturais;
C) Determinar a intimação do Douto representante do Ministério Público.

Dão à causa o valor de X reais.

Informam, para os efeitos do inciso I do artigo 39 do CPC, que seus patronos têm escritório nesta cidade, à (ENDEREÇO), onde receberão as comunicações relativas ao presente feito.

N. Termos,
Pedem Deferimento.

Rio de Janeiro, XX de XXX de XXXX.

(NOME MARIDO)

(NOME MULHER)

(NOME DO ADVOGADO DO MARIDO)

(NOME DO ADVOGADO DA MULHER)

colaboradores deste manual

PSICOTERAPIA

Tania Almeida é médica com especialização em neuropsiquiatria infantil e psicanálise de crianças e de adolescentes. Terapeuta de crianças, adolescentes, adultos, casais e famílias. Docente e supervisora em terapia de família e em mediação de conflitos. Coordena o Núcleo de Atendimento a Famílias em Situação de Litígio do Instituto de Terapia de Família do Rio de Janeiro. Preside o Mediare — Centro de Mediação e Administração de Conflitos.

DIREITO FAMILIAR

Sérgio Arthur Calmon du Pin e Almeida é advogado de direito familiar há 24 anos. Depois de formado, trabalhou por quatro anos com o dr. Haroldo Lins e Silva, grande referência na área. Depois do falecimento de Lins e Silva, abriu o seu próprio escritório, o Sérgio Arthur Calmon — Advogados Associados, onde advoga até hoje. Já participou de diversos seminários e profere regularmente palestras em espaços como o Colóquio dos Mestres de Direito de Família, no Rio de Janeiro. É considerado um dos melhores advogados de direito familiar do país.

SAÚDE E BEM-ESTAR

Isabela Fortes optou por uma nova forma de viver quando se mudou para a Índia, onde morou no Ashram de Meditação Siddha Yoga em Ganeshpuri. Suas principais fontes de inspiração são sua mestre Gurumayi Chidvilasananda e os ensinamentos do Shivaismo da Caxemira. Estudou meditação e *hatha yoga* na Índia, formou-se posteriormente em *asthanga yoga* pelo It's Yoga Studio de São Francisco e estudou no Ashtanga Yoga Research Institute, em Mysore, Índia, sob supervisão direta de Sri K. Patthabi Jois. Hoje se dedica e tem como foco de sua prática de *hatha yoga* o *iyengar yoga*, e é sócia do Nirvana, em conjunto com Marcos Wettreich.

PESQUISA E TEXTO

Carla Mühlhaus é jornalista, escritora e mestre em Comunicação e Cultura pela Escola de Comunicação da UFRJ. Atuou como redatora e produtora editorial *freelancer* para as editoras Aeroplano, Senac Rio, X Brasil e Record. Foi a responsável pela organização e pelo tratamento de texto dos livros *Asdrúbal Trouxe o Trombone* (Aeroplano) e *Favela, alegria e dor na cidade* (X Brasil e Senac Rio), entre outros. É co-autora de *Marilia Carneiro no Camarim das Oito* (Aeroplano e Senac Rio). Atualmente presta assistência editorial a pessoas físicas. (www.acasadomoinho.com)

o autor

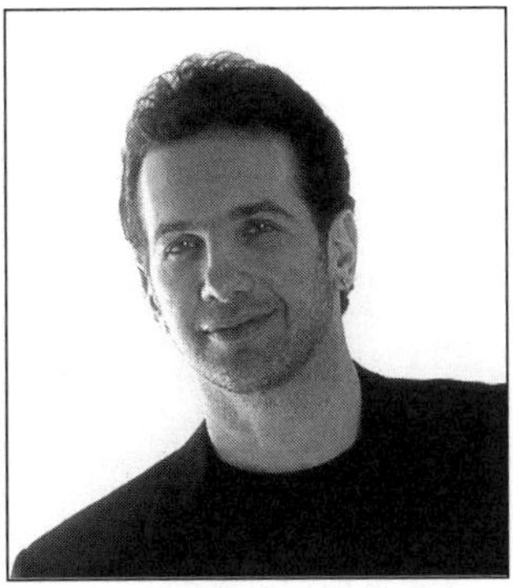

foto: Marcia Ramalho

Marcos Wettreich é pai separado, empresário e escritor. Formou-se em engenharia com pós-graduação em marketing pela PUC-RJ e com OPM pela Universidade de Harvard. Uma das maiores personalidades do mercado de internet no Brasil, Marcos recebeu o prêmio Empreendedor do Ano da Ernst & Young em 2000. Criou várias empresas bem-sucedidas, como a Mantel (realizadora de mais de cem congressos em sete países), foi *publisher* e sócio da editora Mantelmedia (da revista *Internet World*, entre outras), co-fundador da Neoris (presente em oito países), fundador e idealizador do iBest, um dos dois maiores provedores de acesso à internet no Brasil, e realizador do Prêmio iBest, Oscar da internet brasileira. Foi também sócio da empresa de pesquisas Opinia e da empresa de telecomunicações Saga. Atualmente é sócio do Nirvana (www.enirvana.com.br), o maior centro de bem-estar do Brasil, e membro do conselho do Submarino.com (comércio eletrônico).

Na área social, Marcos é o fundador e mantenedor do Ajuda Brasil (www.ajudabrasil.org), ONG que promove o encontro entre quem precisa de ajuda e quem quer ajudar.

Gosta de aprender, de jogar basquete, de pintar, de educar e brincar com seus filhos. (www.marcoswettreich.com.br)

referências bibliográficas

LONG, Nicholas; FOREHAND, Rex. *Making Divorce Easier on Your Child.* [*Como tornar o divórcio mais fácil para seu filho.*] EUA: Contemporary Books, 2002.

WALLERSTEIN, Judith; BLAKESLEE, Sandra. *What About the Kids?* [*E quanto às crinaças?*] EUA: Hyperion, 2003.

THAYER, Elizabeth S.; SIMMERMAN, Jeffrey. *The Co-Parenting Survival Guide.* [*Guia de sobrevivência para pais separados*] EUA: New Harbinger Publications, 2001.

HAMMOND, John S.; KEENEY, Ralph; RAIFFA, Howard. *Decisões inteligentes.* Rio de Janeiro: Campus, 1999.

ROSS, Julie A.; CORCORAN, Judy. *Joint Custody with a Jerk.* [*Compartilhando a guarda com um estúpido.*] EUA: St. Martin's Press New York, 1996.

Apase, ORG. *Guarda Compartilhada.* RS: Equilíbrio, 2005.

ESTE LIVRO FOI COMPOSTO EM FILOSOFIA 12/17,

COM TÍTULOS EM HELVETICA NEUE, E IMPRESSO PELA EDIOURO GRÁFICA

EM PAPEL PÓLEN SOFT 80G PARA A EDIOURO EM NOVEMBRO DE 2006.